Ursel Bühring, Helga Ell-Beiser, Michaela Girsch

Lernkarten Heilpflanzenkunde

Therapiestrategien

180 Abbildungen

Karl F. Haug Verlag · Stuttgart

Bibliografische Information der Deutschen Nationalbibliothek

Die Deutsche Nationalbibliothek verzeichnet diese Publikation in der Deutschen Nationalbibliografie; detaillierte bibliografische Daten sind im Internet über http://dnb.d-nb.de abrufbar.

Oswald-Hesse-Str. 50, 70469 Stuttgart

Unsere Homepage: www.haug-verlag.de

Printed in Germany

Zeichnungen: Helmut Holtermann, Dannenberg
Abbildungen: Cranberry: Cranberry Marketing Committee, Bonn; Goldrute: Bruno Vonarburg, Teufen/Schweiz; Leinsamen: Thomas Möller, Ludwigsburg; Mariendistel: Renate Stockinger, Thieme Verlagsgruppe; Boldo, Erdrauch, indische und javanische Gelbwurz, Guarana, Kampferbaum, Mate, Orthosiphon, Pomeranze, Sägepalme, Taigawurzel, Uzara, Weihrauch: Dr. Roland Spohn, Engen; Haronga: Dr. Marco Schmidt, Forschungsinstitut Senckenberg, Frankfurt/Main; alle anderen Abbildungen: Ursel Bühring, Freiburg
Umschlaggestaltung: Thieme Verlagsgruppe
Satz: SOMMER media GmbH & Co. KG, Feuchtwangen
gesetzt in: Arbortext APP-Desktop 9.1 Unicode M180
Druck: AZ Druck und Datentechnik GmbH, Kempten

ISBN 978-3-8304-7705-1 2 3 4 5 6

Auch erhältlich als E-Book:
eISBN (PDF) 978-3-8304-7706-8

Vorwort

Die Freiburger Heilpflanzenschule hat sich seit ihrer Gründung 1997 eine fundierte Ausbildung in Phytotherapie zum Ziel gesetzt. Von Anfang an geht es um die Verbindung zwischen traditioneller Pflanzenheilkunde und Phytotherapie. „Lernen mit allen Sinnen" ist hierbei der didaktische Leitfaden für das Ausbildungsangebot.

Dass die Wiederholung „die Mutter des Lernens" ist, haben wir in unserem Unterricht stets beherzigt und so haben wir im Laufe der Jahre verschiedene Lehrmittel dazu eingeführt. Entstanden daraus ist das *Arbeitsheft Moderne Heilpflanzenkunde*, in dem auf spielerische Art Wissen gefestigt werden kann. Es ist ideal begleitend zum *Praxis-Lehrbuch der modernen Heilpflanzenkunde* von Ursel Bühring einzusetzen.

Neu ist die Entwicklung von Lernkarten, bei denen es um eine übersichtliche Systematik geht, quasi um Übersicht auf einen „Augen-Blick". Darum, Therapiegrundsätze prägnant vor sich zu sehen, um Lernen, Behalten und Anwenden noch einfacher zu machen.

Viel Freude damit!

Freiburg, Friesenheim, Merdingen im Mai 2013
Ursel Bühring, Helga Ell-Beiser, Michaela Girsch

Vitae

Ursel Bühring, Jahrgang 1950, ist Heilpraktikerin (seit 1982), Krankenschwester, Natur- und Umweltpädagogin und seit vielen Jahren als Dozentin für Heilpflanzenkunde an Institutionen im In- und Ausland tätig. Sie ist als Autorin von Phytotherapie-Fachbüchern und Heilpflanzen-Artikeln im In- und Ausland bekannt und wirkt regelmäßig bei Radio- und Fernsehsendungen mit.

1997 gründete sie die Freiburger Heilpflanzenschule mit dem Ziel, das traditionelle Wissen über Kräuterheilkunde wieder aufzugreifen und mit den neuesten Erkenntnissen der Phytomedizin zu verbinden.

www.ursel-buehring.de

Helga Ell-Beiser, Jahrgang 1968, ist Heilpraktikerin, Dozentin und Mitarbeiterin der Freiburger Heilpflanzenschule. Seit 1997 in eigener Praxis tätig mit den Schwerpunkten: Phytotherapie (Heilpflanzenkunde), Psychosomatik, Frauenheilkunde, manuelle Therapien und ganzheitliche Regulationsverfahren.

naturheilpraxis@ell-beiser.de, www.naturheilpraxis-ell-beiser.de

Michaela Girsch, Jahrgang 1965, ist Dozentin an der Freiburger Heilpflanzenschule und seit 23 Jahren als Heilpraktikerin tätig, davon 16 Jahre in eigener Praxis. Schwerpunkt ihrer Praxistätigkeit ist die Phytotherapie. Zu den weiteren Schwerpunkten zählen Ausleitungsverfahren, Fußreflexzonenmassage, Ohrakupunktur und Aromatherapie.

michaelagirsch@t-online.de

Inhaltsverzeichnis

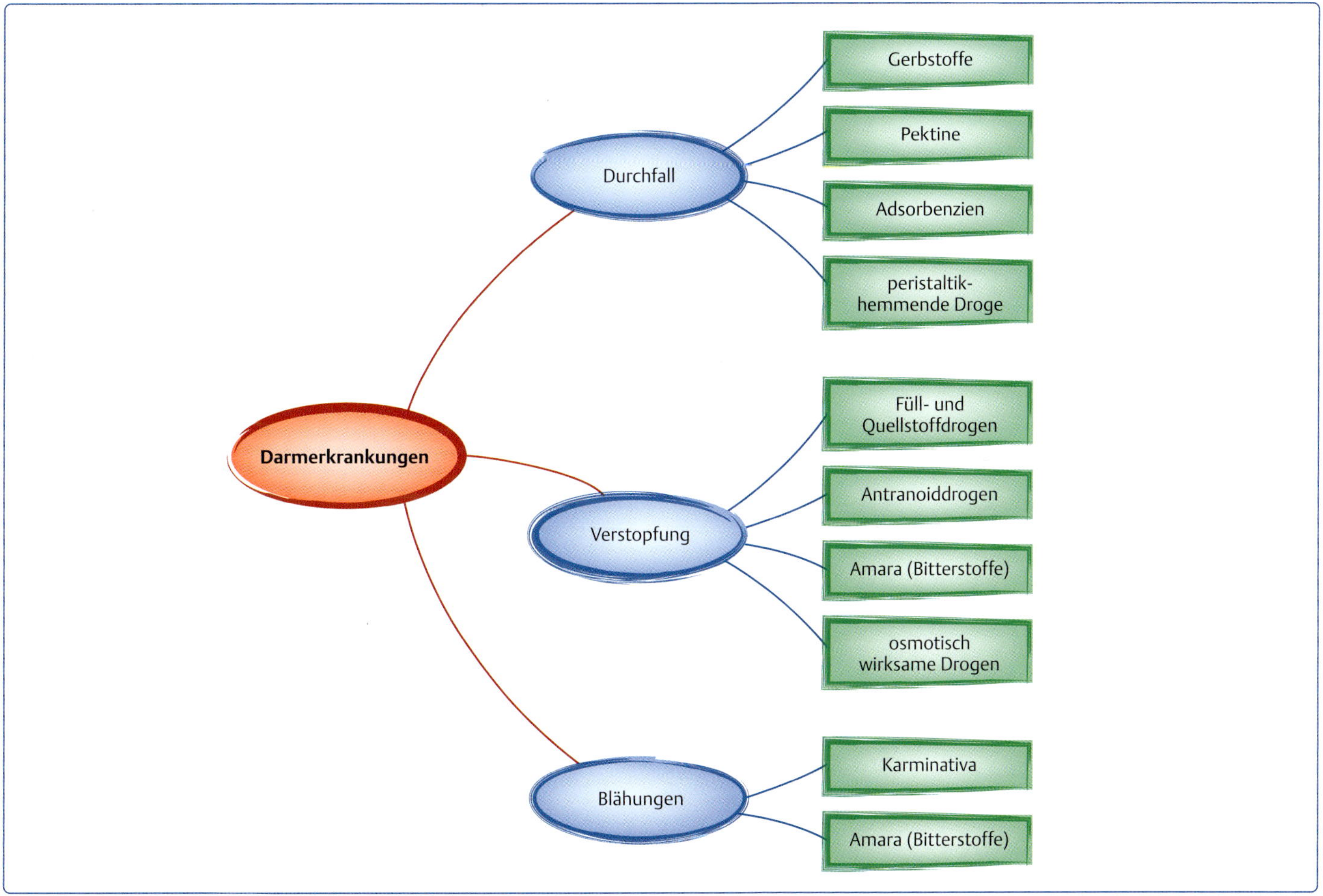
Darmerkrankungen
Durchfall
Gerbstoffe
Pektine
Adsorbenzien
peristaltik-hemmende Droge
Verstopfung
Füll- und Quellstoffdrogen
Antranoiddrogen
Amara (Bitterstoffe)
osmotisch wirksame Drogen
Blähungen
Karminativa
Amara (Bitterstoffe)

Therapiegrundsätze bei Durchfall

- **Gerbstoffdrogen**
  - zusammenziehend, „stopfend"
  - entzündungshemmend
  - antibakteriell
- **Pektine** binden Flüssigkeit und Gifte
- **Adsorbenzien** binden Flüssigkeit und Gifte
- **Peristaltik hemmende Droge** dämpft die gesteigerte Darmtätigkeit

Therapiegrundsätze bei Verstopfung

- **Füll- und Quellstoffdrogen** quellen auf und setzen Dehnungsreiz.
- **Anthranoiddrogen** reizen Darmschleimhaut und regen Peristaltik an.
- **Amara** (Bitterstoffe) regen durch aktivierte Verdauungstätigkeit die Peristaltik an.
- **Osmotisch wirksame Drogen** verhindern Eindickung des Stuhls.

Therapiegrundsätze bei Blähungen

- blähungslindernde **Karminativa**
- **Amara** (Bitterstoffe) wirken durch aktivierte Verdauungstätigkeit entblähend

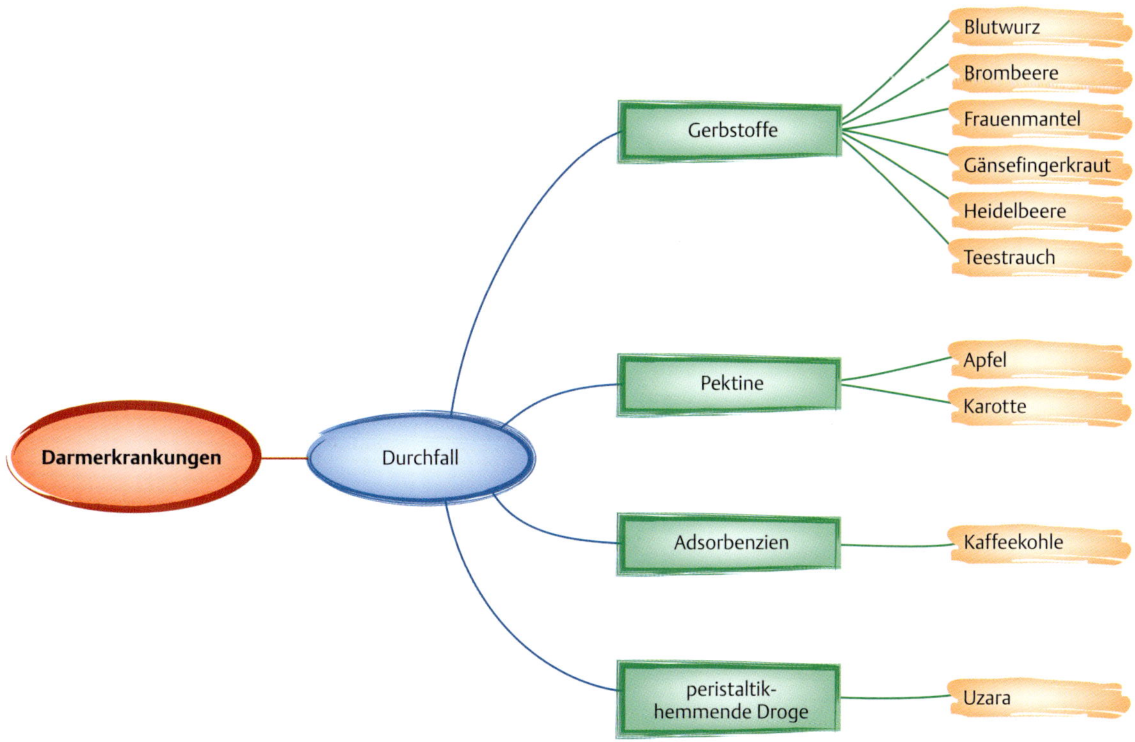
Darmerkrankungen
Durchfall
Gerbstoffe
Blutwurz
Brombeere
Frauenmantel
Gänsefingerkraut
Heidelbeere
Teestrauch
Pektine
Apfel
Karotte
Adsorbenzien
Kaffeekohle
peristaltik-hemmende Droge
Uzara

4.2 Darmerkrankungen: Therapie Durchfall

Bild	Pflanze	Inhaltsstoffe	Wirkungen	Anwendung
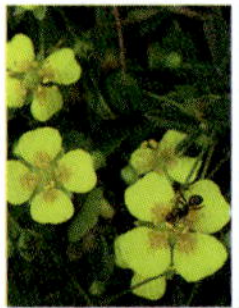	**Blutwurz** *Potentilla erecta* Tormentillae rhizoma	15–20 % Gerbstoffe	zusammenziehend, stopfend, blutstillend, keimhemmend, schmerzlindernd (Gerbstoffdroge Nr. 1!)	Durchfallerkrankungen (auch blutige und kolikartige). Begleitend bei Colitis ulcerosa und Morbus Crohn.
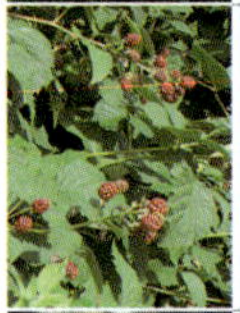	**Brombeere** *Rubus fruticosum* Rubi fruticosi folium	8–14 % Gerbstoffe	zusammenziehend, stopfend, entzündungshemmend	unspezifischer Durchfall
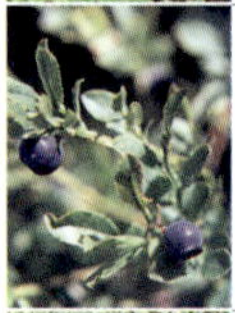	**Heidelbeere** *Vaccinium myrtillus* Myrtilli fructus	5–12 % Gerbstoffe, Anthocyane, Pektine	stopfend, entzündungshemmend, zusammenziehend, brechreizlindernd, keimhemmend	Unspezifischer Durchfall. Für Kinder und Säuglinge aufgrund des fruchtigen Geschmacks und der eher milden Wirkung besonders gut geeignet.
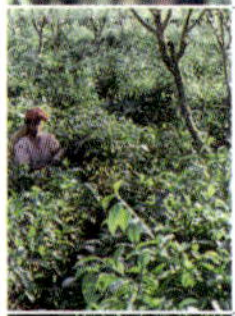	**Teestrauch** *Camellia sinensis* Theae nigrae folium	10–25 % Gerbstoffe	bei einer Ziehdauer von 10–15 Min. durchfallhemmend, entzündungshemmend und bakterizid	Durchfall, äußerlich zur Wundbehandlung
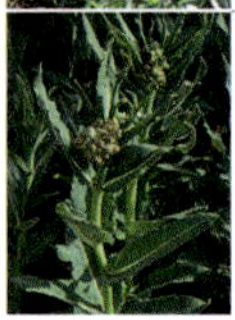	**Uzara** *Xysmalobium undulatum* Uzarae radix	Gerbstoffe, Glykoside	Durchfall- und peristaltikhemmend, krampflösend, brechreizlindernd. Außerdem digitalisähnliche Wirkungen.	Akute, unspezifische Durchfallerkrankungen, Reisediarrhö, Brechdurchfall. Auch in der Pädiatrie bewährt.

5.1 Darmerkrankungen: Therapie Verstopfung

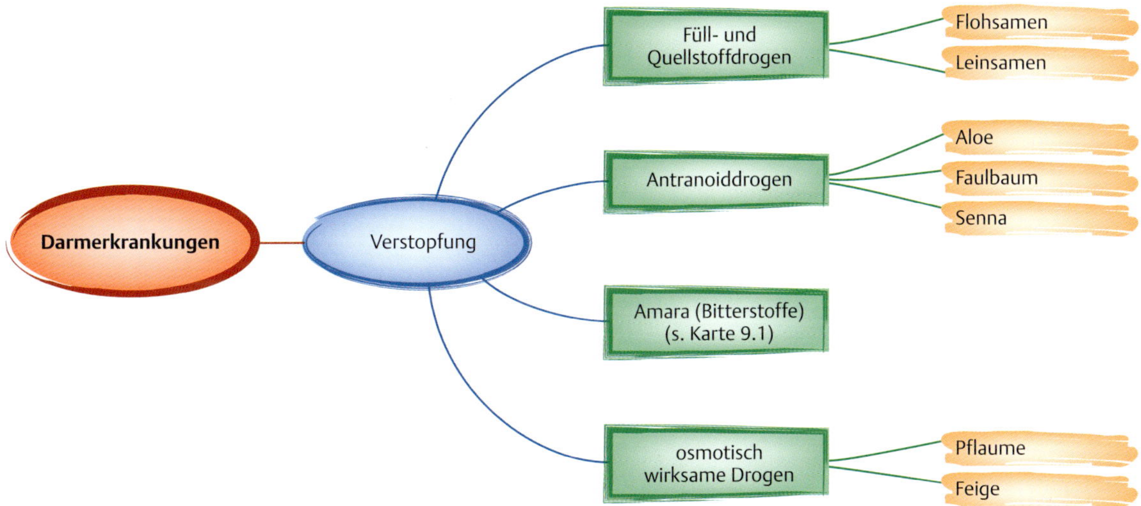

5.2 Darmerkrankungen: Therapie Verstopfung

Bild	Pflanze	Inhaltsstoffe	Wirkungen	Anwendung
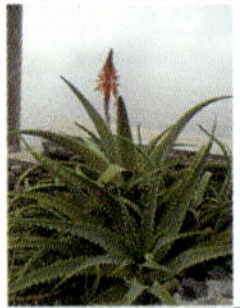	**Aloe** *Aloe ferox, vera,* Extractum aloes A. tinctura	Anthranoide (Aloin)	stark abführend, peristaltikanregend, choleretisch (gilt in kleinen Mengen als Bitterstoffdroge), emmenagog und abtreibend	Verstopfung. Aloe ist die am stärksten wirksame Anthranoiddroge.
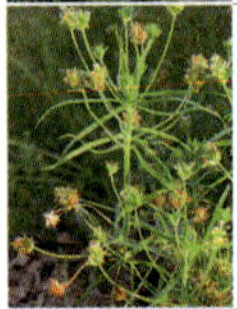	**Flohsamen** *Psylli semen* Plantaginis ovatae semen/ testa	10–30 % Schleimstoffe (europäische bzw. indische Spezies)	Regulierend auf die Darmperistaltik bei Verstopfung, weil durch Wasserbindung ein erhöhter Füllungsdruck entsteht, der via Dehnungsreiz die Darmperistaltik anregt. Zu beachten ist, dass die Wirkung erst nach 12–24 Stunden einsetzt, manchmal auch erst nach 7–10 Tagen.	Verstopfung. Divertikulose, Morbus Crohn und Colon irritabile. Flohsamen werden auch in der Schwangerschaft eingesetzt, bei Hämorrhoiden, Analfissuren oder operativen Eingriffen.
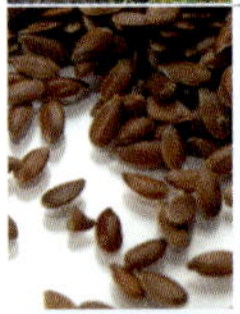	**Leinsamen** *Linum usitatissimum* Lini semen	10 % Schleimstoffe, 25 % Ballaststoffe, fettes Öl, Eiweiß, Lignane	Stuhlregulierend, peristaltikanregend, schleimhautschützend. Leinsamen binden im Dickdarm das zugeführte Wasser. Es kommt zu einer Volumenzunahme und dadurch zu einem erhöhten Füllungsdruck, der einen Dehnungsreflex auf die Darmwand auslöst. Nachfolgend wird die Darmperistaltik ausgelöst.	Verstopfung, Divertikulose, Colon irritabile
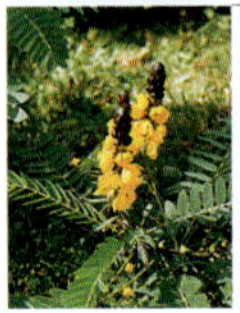	**Senna** *Senna alexandrina* Sennae folium/ fructus	Blätter über 3 %, Früchte über 5 % Anthranoide.	abführend, peristaltikanregend, menstruationsauslösend	Verstopfung; zur Darmreinigung vor Untersuchungen oder operativen Eingriffen. Gut geeignet bei Analfissuren, Neigung zu Hämorrhoiden, Operationen.

Praxistipps

Feige, Pflaume

Über Nacht Trockenobst (3 Pflaumen bzw. Feigen) in Wasser einweichen. Am nächsten Morgen die Früchte essen und das Wasser dazu trinken. Das schmeckt beides gut, regt die Darmtätigkeit an und sollte über mehrere Wochen durchgeführt werden.

Darmerkrankungen: Therapie Blähungen

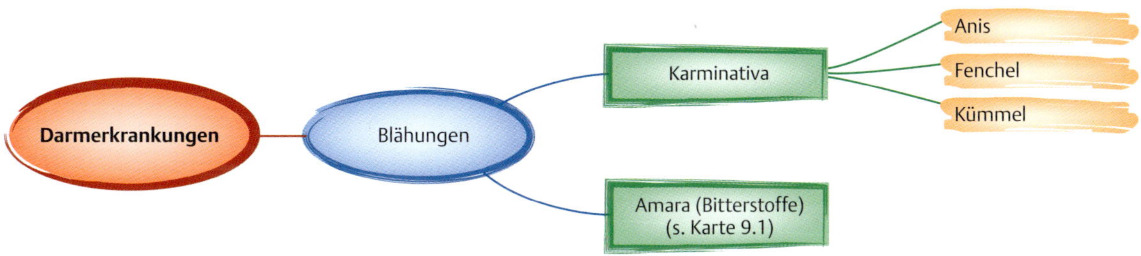

6.2 Darmerkrankungen: Therapie Blähungen

Bild	Pflanze	Inhaltsstoffe	Wirkungen	Anwendung
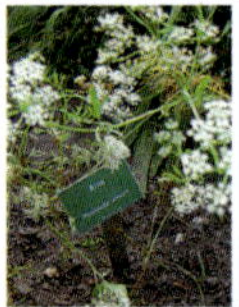	**Anis** *Pimpinella anisum* Anisi fructus	ätherisches Öl (Anethol), fettes Öl	Blähungswidrig, schwach krampflösend, antibakteriell, auswurffördernd. Steigerung der Speichel- und Magensaftsekretion. Auswurffördernd.	Blähungen (in der karminativen Wirkung viel schwächer als Kümmel), außerdem wichtiges Expectorans und Geschmackskorrigens
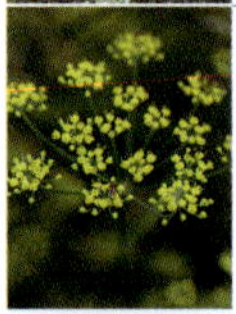	**Fenchel** *Foeniculum vulgare* Foeniculi fructus	ätherisches Öl (Anethol, Fenchon), fettes Öl	Blähungshemmend, krampflösend, appetitanregend, Förderung der Magensekretion und der Magen-Darm-Motilität. Auswurffördernd.	Blähungen. Als krampflösendes und blähungshemmendes Mittel insbesondere bei Säuglingen und Kleinkindern, bei leichten krampfartigen Magenbeschwerden, Völlegefühl. Als schleimlösendes Mittel bei Erkältungskrankheiten vor allem bei Kindern (Fenchelhonig) und Geschmackskorrigens.
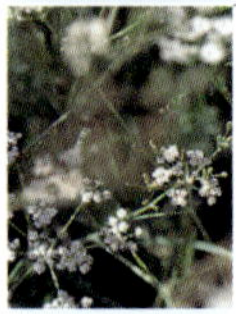	**Kümmel** *Carum carvi* Carvi fructus	ätherisches Öl (Carvon, Carveol), fettes Öl	Blähungstreibend, krampflösend, verdauungsfördernd, appetitanregend, durchblutungsfördernd (Magen-Darm-Schleimhaut) und keimhemmend. Auswurffördernd. Kümmel gehört zu den stärksten Karminativa, stärker als Fenchel und Anis!	Meteorismus, Appetitlosigkeit, Völlegefühl, Blähungen, leichte krampfartige Magen-Darm-Störungen und Verdauungsbeschwerden bei Säuglingen. Äußerlich: Das ätherische Öl verdünnt in Pflanzenölen zum Einreiben bei Nabelkoliken der Kinder.

Praxistipps

Bauchöl zum Einreiben

2 EL (8 g) Fenchelsamen mörsern und zusammen mit 1 EL (2 g) Lavendelblüten und 100 ml Sonnenblumenöl in ein helles Schraubglas geben. Anschließend das Ganze auf die Fensterbank stellen und drei Wochen ausziehen, dabei täglich schütteln. Danach wird der Ölansatz abfiltriert und in Flaschen gefüllt. Dunkel und kühl aufbewahrt hält das Öl etwa 1 Jahr. Anwendungsgebiete: Blähungen, Dreimonatskoliken

Gewürzmischung

Fenchel, Koriander und Pfeffer zu gleichen Teilen in eine Pfeffermühle geben. Diese Mischung frisch gemahlen über das Essen macht es schmackhaft und gut bekömmlich.

Teemischung Roemheld-Sydrom

Weißdornblüten und -blätter 50 g, Fenchelfrüchte, zerstoßen 30 g, Lavendelblüten 15 g, Herzgespannkraut 15 g
1 TL der Mischung mit heißem Wasser übergießen, 10 Min. ziehen lassen, abseihen. 3 × tgl. 1 Tasse.

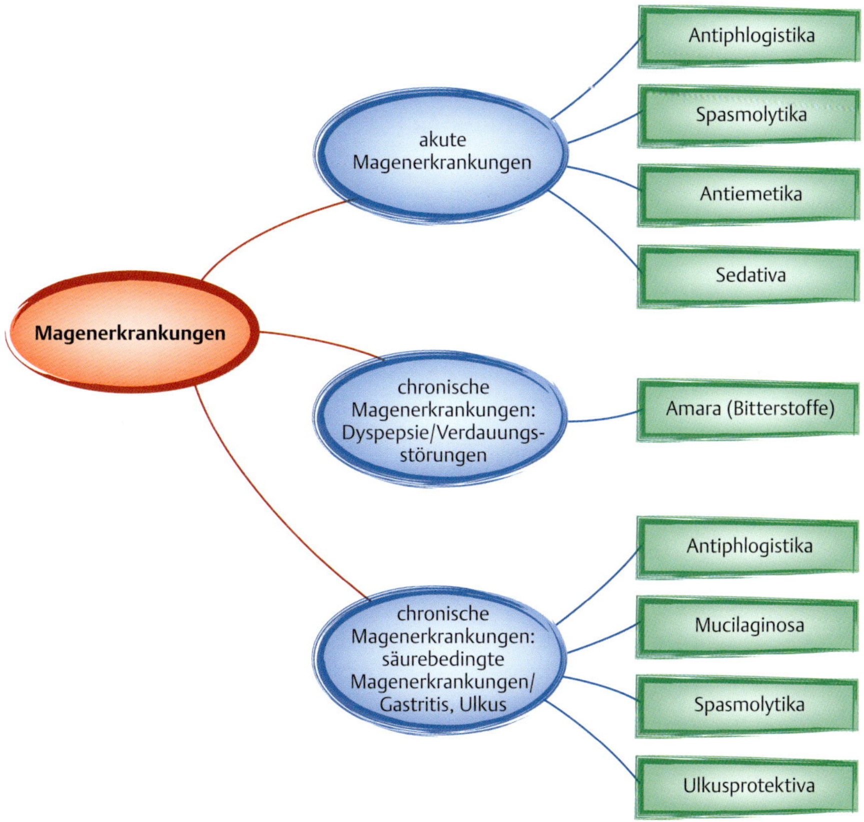
Magenerkrankungen
akute Magenerkrankungen
Antiphlogistika
Spasmolytika
Antiemetika
Sedativa
chronische Magenerkrankungen: Dyspepsie/Verdauungs-störungen
Amara (Bitterstoffe)
chronische Magenerkrankungen: säurebedingte Magenerkrankungen/ Gastritis, Ulkus
Antiphlogistika
Mucilaginosa
Spasmolytika
Ulkusprotektiva

Therapiegrundsätze bei akuten Magenerkrankungen

- entzündungshemmende **Antiphlogistika**
- krampflösende **Spasmolytika**
- brechreizlindernde **Antiemetika**
- beruhigende **Sedativa**

Therapiegrundsatz bei Dyspepsie/chronischen Verdauungsstörungen

- verdauungsfördernde **Amara** regen die Bildung von Verdauungssaft an (Magen, Leber, Pankreas)

Therapiegrundsätze bei säurebedingten Magenerkrankungen: Gastritis, Ulkus

- entzündungshemmende **Antiphlogistika**
- schleimhautschützende **Mucilaginosa**
- geschwürvorbeugende **Ulkusprotektiva**
- krampflösende **Spasmolytika**

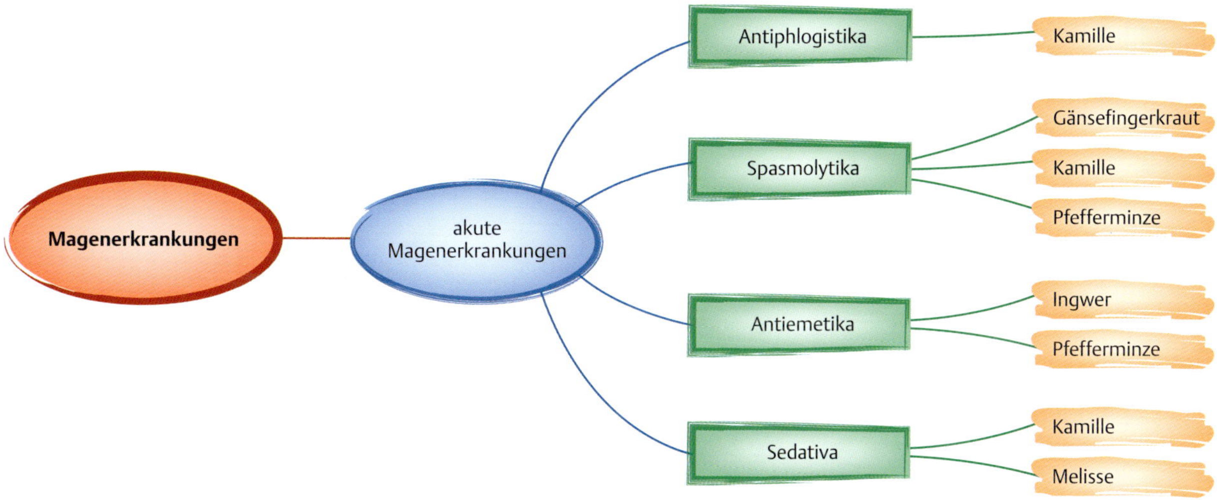
Magenerkrankungen
akute Magenerkrankungen
Antiphlogistika
Kamille
Spasmolytika
Gänsefingerkraut
Kamille
Pfefferminze
Antiemetika
Ingwer
Pfefferminze
Sedativa
Kamille
Melisse

8.2 Magenerkrankungen: Therapie akute Magenerkrankungen

Bild	Pflanze	Inhaltsstoffe	Wirkungen	Anwendung
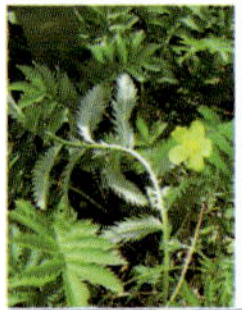	**Gänsefingerkraut** *Potentilla anserina* Potentillae anserinae herba	5–10 % Gerbstoffe, Flavonoide, Cumarine und Stoffe unbekannter Struktur mit krampflösender Wirkung	zusammenziehend, krampflösend, leicht stopfend, entzündungshemmend.	Magenkrämpfe oder -koliken, Durchfall, Gastroenteritis, Meteorismus mit krampfhafter Herzbeklemmung, Reizmagen, Menstruationskrämpfe.
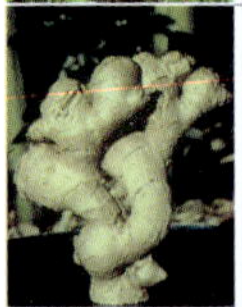	**Ingwer** *Zingiber officinalis* Zingiberis rhizoma	2–3 % ätherische Öle, 5–8 % Scharfstoffe, Bitterstoffe	Brechreizlindernd, steigert die Speichel-, Magen- und Gallensaftsekretion. Appetitanregend, erwärmend, blähungswidrig, keimtötend und durchblutungsfördernd.	Reisekrankheit (Schwindel, Übelkeit, Erbrechen) und postoperative Übelkeit, Verdauungsbeschwerden wie Magenverstimmungen, Blähungen, Koliken, Pankreasinsuffizienz und zur Darmsanierung, Appetitlosigkeit
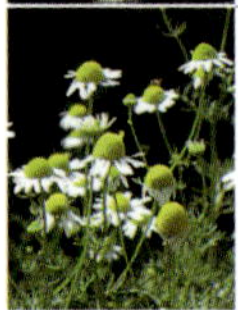	**Kamille** *Matricaria recutita* Matricariae flos	ätherisches Öl (mit Chamazulen und α-Bisabolol), bis 10 % Schleimstoffe, Flavonoide	entzündungshemmend, krampflösend, entblähend, ulkusprotektiv, mild beruhigend, reizmildernd, antibakteriell	Magen-Darm-Beschwerden mit Krämpfen, Reizmagen, Blähungen, Brechreiz oder Gastritis sowie bei Menstruationsbeschwerden.
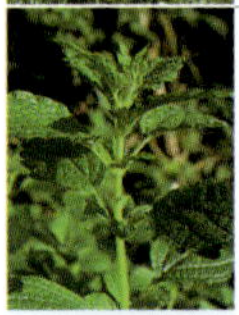	**Melisse** *Melissa officinalis* Melissae folium	ätherische Öle, Flavonoide, Gerbstoffe	beruhigend, blähungswidrig, krampflösend	Nervöse funktionelle und vegetative Übererregbarkeit, akute und auch chronische Magen- und Darmstörungen, Meteorismus. Als mildes Beruhigungsmittel, insbesondere bei „nervösem Magen“ und bei nervösen Herzbeschwerden.
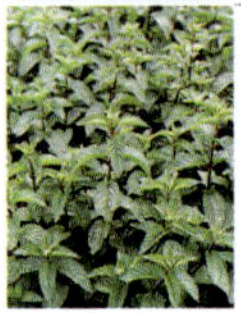	**Pfefferminze** *Mentha x piperita* Menthae piperitae folium	ätherisches Öl (Hauptbestandteil: Menthol 35–50 %), Flavonoide, Bitter- und Gerbstoffe.	krampflösend, brechreizlindernd, schmerzlindernd, verdauungsfördernd, gallenflussfördernd, gärungswidrig, antiseptisch	krampfartige Magenbeschwerden und Gallenleiden, verdorbener Magen (Menthol desinfiziert), Übelkeit, Erbrechen, funktionell-krampfhaftes Oberbauchsyndrom

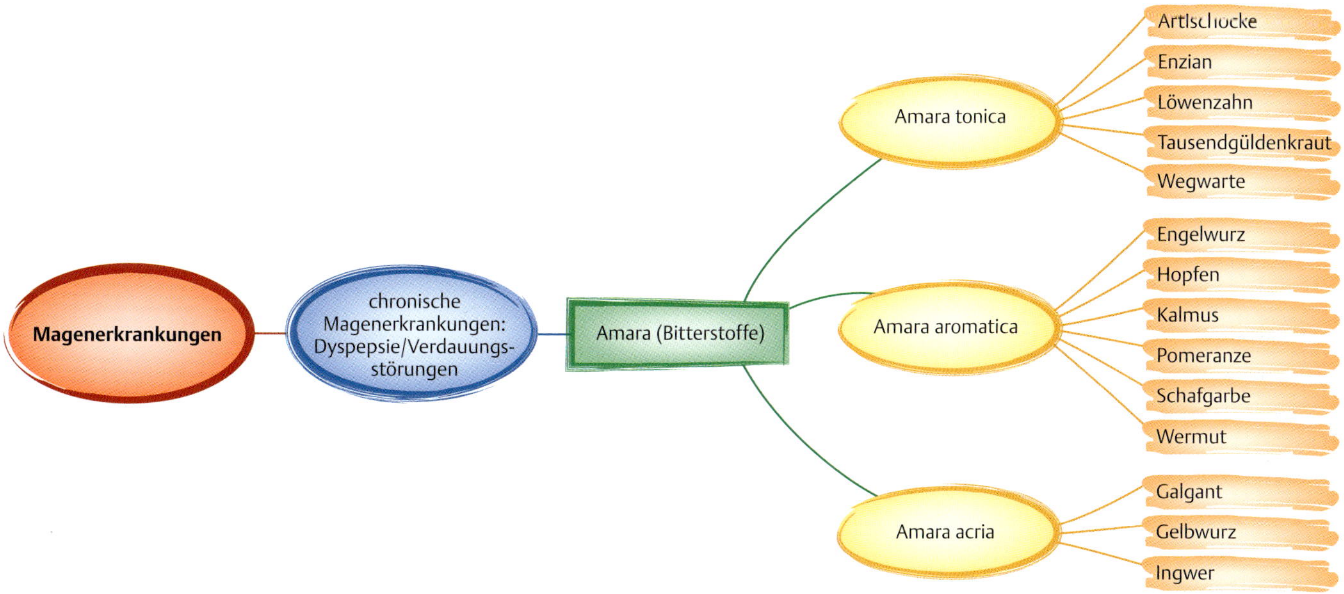
Magenerkrankungen
chronische Magenerkrankungen: Dyspepsie/Verdauungs-störungen
Amara (Bitterstoffe)
Amara tonica
Artischocke
Enzian
Löwenzahn
Tausendgüldenkraut
Wegwarte
Amara aromatica
Engelwurz
Hopfen
Kalmus
Pomeranze
Schafgarbe
Wermut
Amara acria
Galgant
Gelbwurz
Ingwer

9.2 Magenerkrankungen: Dyspepsie/Verdauungsstörungen

Bild	Pflanze	Inhaltsstoffe	Wirkungen	Anwendung
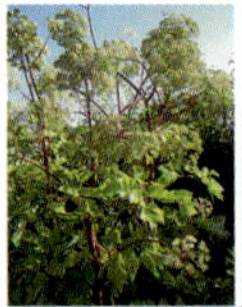	**Engelwurz** *Angelica archangelica* Angelicae radix	ätherische Öle, Bitterstoffe, Gerbstoffe, Cumarine, Furanocumarine	krampflösend, blähungswidrig, appetitanregend, pankreasanregend, gallenflussfördernd, antimikrobiell, menstruationsfördernd	Verdauungsstörungen, Appetitlosigkeit, Magen-Darm-Krämpfe
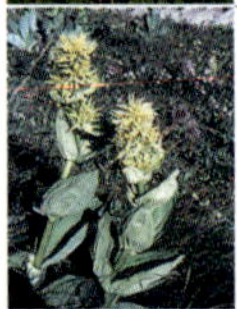	**Gelber Enzian** *Gentiana lutea* Gentianae radix	2–3 % Bitterstoffe (Bitterwert 10 000)	Anregung der Speichel-, Magen- und Pankreassaftsekretion, appetitanregend, choleretisch, indirekt fiebersenkend, tonisierend, roborierend und immunmodulierend	Appetitlosigkeit, Verdauungsbeschwerden wie Völlegefühl, Blähungen, Magensaftmangel. Besonders geeignet für Patienten mit körperlichen oder seelischen Schwächezuständen, für Rekonvaleszenten, nach längeren Infektionskrankheiten.
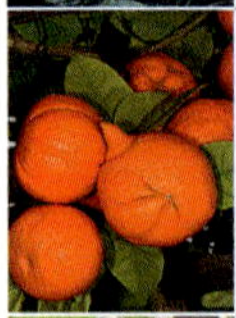	**Pomeranze, Bitterorange** *Citrus aurantium* Aurantii pericarpium	ätherische Öle, bitter schmeckende Flavonoide (Bitterwert 600–2500)	appetitanregend, magensaftsekretionsanregend, mild krampflösend, leicht sedierend	Appetitlosigkeit, Verdauungsbeschwerden
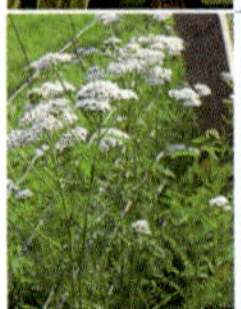	**Schafgarbe** *Achillea millefolium* Millefolii herba/flos	ätherische Öle (mit Proazulen), Bitterstoffe (Bitterwert 3000), Gerbstoffe, Flavonoide	appetitanregend und gallenflussfördernd, sekretionsanregend, tonisierend, krampflösend, blähungs- und entzündungshemmend	Appetitlosigkeit, Verdauungsbeschwerden mit Krämpfen, Völlegefühl und Blähungen, Menstruationsbeschwerden, Wundbehandlung.
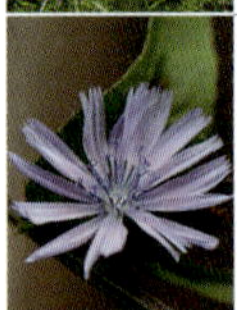	**Wegwarte** *Cichorium intybus* Cichorii radix	Bitterstoffe (Bitterwert 800), Inulin	schwach appetitanregend und gallenflussfördernd	Appetitlosigkeit, Verdauungsbeschwerden, Pankreasschwäche. Mildes Bittermittel, bei Abneigung gegen „bitter" und für Kinder geeignet.
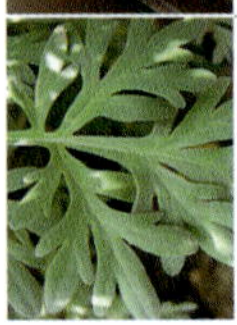	**Wermut** *Artemisia absinthium* Absinthii herba	ätherische Öle (mit Thujon), Bitterstoffe (15 000–25 000), Flavonoide	appetitanregend, tonisierend auf Magen und Gallenblase, gallenflussfördernd, blähungswidrig, bakteriostatisch, entzündungshemmend, krampflösend	Appetitlosigkeit und Verdauungsstörungen, vor allem bedingt durch Gallenfunktionsstörungen

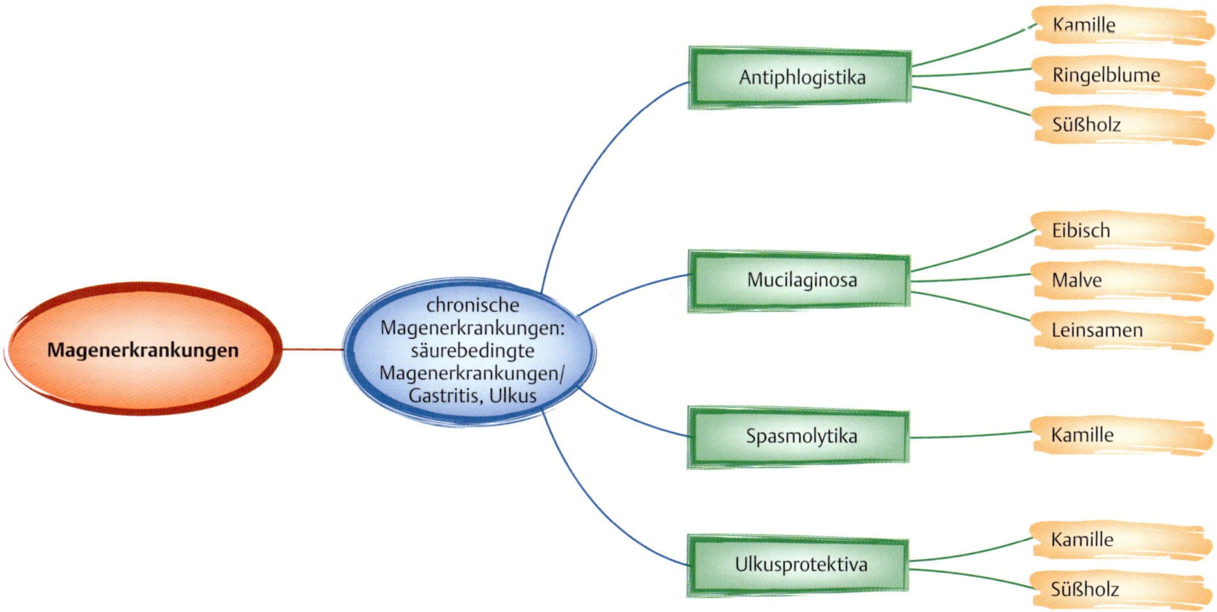
Magenerkrankungen
chronische Magenerkrankungen: säurebedingte Magenerkrankungen/ Gastritis, Ulkus
Antiphlogistika
Kamille
Ringelblume
Süßholz
Mucilaginosa
Eibisch
Malve
Leinsamen
Spasmolytika
Kamille
Ulkusprotektiva
Kamille
Süßholz

10.2 Magenerkrankungen: säurebedingte Magenerkrankungen/Gastritis, Ulkus

Bild	Pflanze	Inhaltsstoffe	Wirkungen	Anwendung
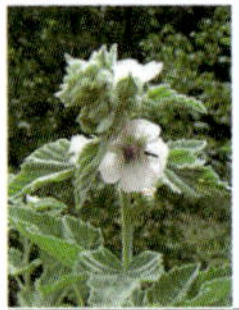	**Eibisch** *Althaea officinalis* Althaeae radix/ folium	Schleimstoffe (bis 30 % in der Wurzel/6–10 % in den Blättern)	reizlindernd, schleimhautschützend, säurepuffernd, hustenhemmend	Schleimhautentzündungen im Bereich der Speiseröhre, des Magen-Darm-Traktes und des Mund- und Rachenraumes
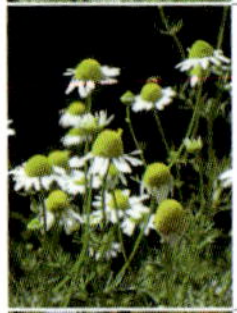	**Kamille** *Matricaria recutita* Matricariae flos/ Chamomillae aetheroleum	ätherische Öle (mit α-Bisabolol und Chamazulen), Cumarine, bis 10 % Schleimstoffe, Flavonoide	entzündungshemmend, krampflösend, entblähend, ulkusprotektiv, (α-Bisabolol reduziert die Wirkung von Pepsin im Magen), beruhigend, schmerzlindernd	Magen-Darm-Beschwerden mit Krämpfen, Reizmagen, Gastritis. Bei Magengeschwüren Rollkur mit Kamille (s. u.).
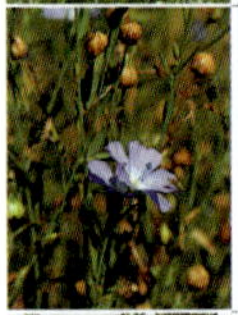	**Lein** *Linum usitatissimum* Lini semen	10 % Schleimstoffe, 25 % Ballaststoffe, Lignin, fettes Öl, Eiweiß	schleimhautschützend, reizmildernd, säurepuffernd, stuhlregulierend	als Schleimhautschutz bei Sodbrennen, Gastritis, Ulcus ventriculi und Ulcus duodeni, bei Verstopfung
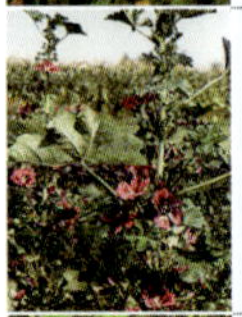	**Malve** *Malva sylvestris* Malveae flos/folium	Schleimstoffe (Blüten 10 %/Blätter 8 %)	reizlindernd: der hohe Schleimgehalt ist verantwortlich für die Wirksamkeit bei Schleimhautentzündungen	Schleimhautentzündungen in Magen-Darm-Trakt, Mund- und Rachen-Raum und in der Speiseröhre: Sodbrennen, Reizmagen und Magen-Darm-Geschwüre
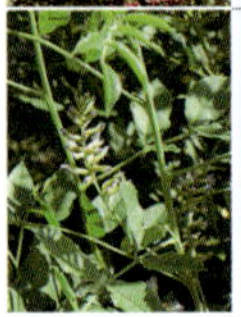	**Süßholz** *Glycyrrhiza glabra* Liquiritiae radix	Saponine (Glycyrrhizinsäure), Flavonoide, Cumarine, Polysaccharide	schleimhautschützend (Magen-Darm-Trakt), entzündungshemmend und krampflösend, beschleunigt die Abheilung von Magengeschwüren (durch corticomimetische Wirkung)	zur beschleunigten Abheilung von Magengeschwüren (Helicobacter pylori); Sodbrennen, säurebedingte Magenerkrankungen. Bronchitis

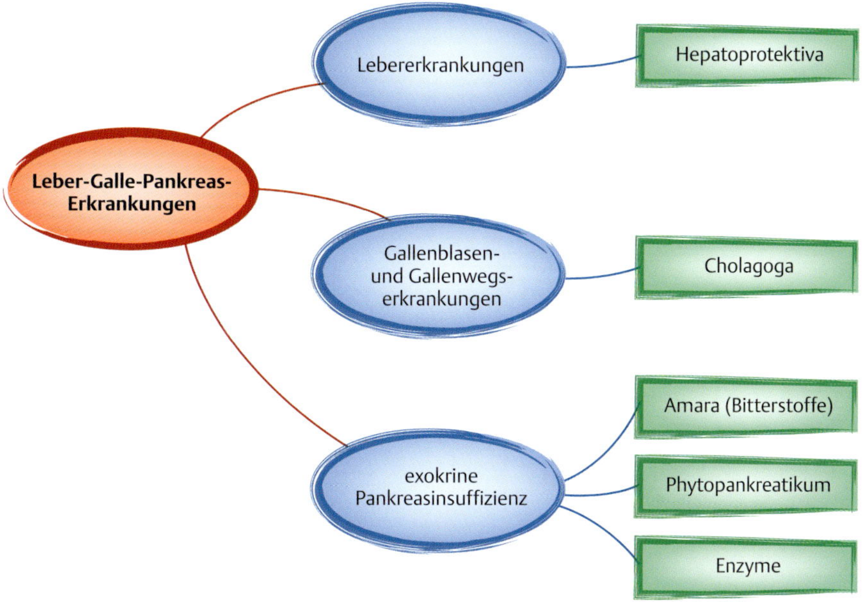
Leber-Galle-Pankreas-Erkrankungen
Lebererkrankungen
Hepatoprotektiva
Gallenblasen- und Gallenwegs-erkrankungen
Cholagoga
exokrine Pankreasinsuffizienz
Amara (Bitterstoffe)
Phytopankreatikum
Enzyme

Therapiegrundsätze bei Lebererkrankungen

Hepatoprotektiva

- leberzellschützend
- leberzellregenerierend

Therapiegrundsätze bei Gallenblasen- und Gallenwegserkrankungen

Cholagoga

- choleretisch: fördern Gallebildung
- cholagog: fördern Gallenfluss
- cholezystokinetisch: regen Entleerung der Gallenblase an
- spasmolytisch: krampflindernd auf Gallenblase und Gallenwege

Therapiegrundsätze bei exokriner Pankreasinsuffizienz

- **Amara** (Bitterstoffe) regen Pankreassaftbildung an.
- **Phytopankreatikum** stimuliert die exokrine Pankreasfunktion.
- **Enzyme** substituieren fehlende Pankreasenzyme.

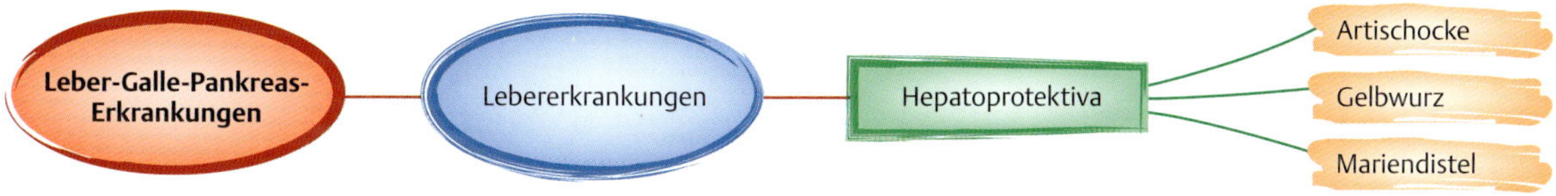

Merke: Eine Lebertherapie sollte mindestens über 3–6 Monate durchgeführt werden.

Bild	Pflanze	Inhaltsstoffe	Wirkungen	Anwendung
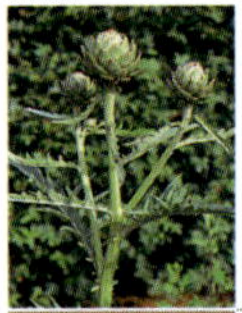	**Artischocke** *Cynara cardunculus* Cynarae folium	Caffeoylchinasäurederivate (darunter Cynarin), bis zu 6 % Bitterstoffe (Bitterwert 10 000), Flavonoide	gallenflussfördernd, leberzellregenerierend und -schützend, antiemetisch, lipidsenkend, entzündungshemmend, krampflösend	Leberprotektion, Funktionsstörungen von Leber und Galle, zur Leberentgiftung, Hypercholesterinämie, Verdauungsstörungen, bei Übelkeit und Erbrechen, auch während einer Chemotherapie. Hat sich als „pflanzlicher Lipidsenker“ einen Namen gemacht.
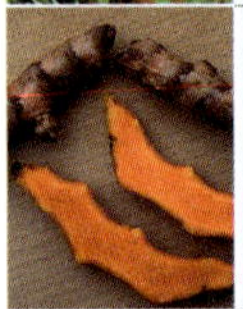	**Javanische Gelbwurz** *Curcuma xantorrhiza* Curcumae xantorrhizae rhizoma	3–12 % ätherische Öle, Curcuminoide, Ferulasäure, Kaffeesäurederivate	leberzellschützend, gallenflussfördernd, antioxidativ, entzündungshemmend, antibakteriell, antiviral	Lebererkrankungen wie Hepatitiden, Verdauungsbeschwerden, entzündliche, auch chronische, Erkrankungen der Gallenblase und Gallenwege. Durch antimikrobielle Wirkung gut zur allgemeinen Darmpflege geeignet. Bestandteil von Currymischungen.
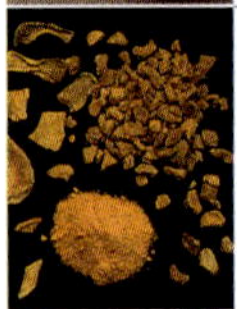	**Indische Gelbwurz** *Curcuma longa* Curcumae longae rhizoma	dto.	dto.	dto.
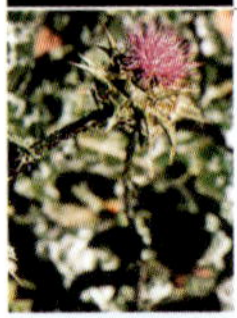	**Mariendistel** *Silybum marianum* Cardui mariani fructus	1,5–3 % Silymarin, 20–30 % fettes Öl	leberzellschützend, leberzellregenerierend, antioxidativ, entzündungshemmend, antifibrotisch	Vorbeugung und Therapie von (vor allem toxischen) Leberschäden, als Begleittherapie bei chronisch-entzündlichen Lebererkrankungen, Fettleber, zur Leberentgiftung. Die große Leberpflanze. Für die Therapie nur als Fertigarzneimittel mit ausreichender Silymarinkonzentration.

Praxistipp

Schafgarben-Leberwickel

Unterstützt die Entgiftungstätigkeit der Leber. 6 EL Schafgarbenblüten mit ½ Liter heißem Wasser überbrühen, 10 Min. bedeckt ziehen lassen, in eine Schüssel abgießen und noch 1 Liter heißes Wasser dazugeben. Ein mehrfach gefaltetes Baumwolltuch mit dem Tee tränken, gut auswringen und auf den unteren rechten Rippenbogen auflegen. Ein Frotteetuch als Zwischentuch auflegen und mit einem Wollschal fixieren. 20 Min. liegen lassen, anschließend 20 Min. nachruhen. Nach der Hauptmahlzeit oder am Abend durchführen.

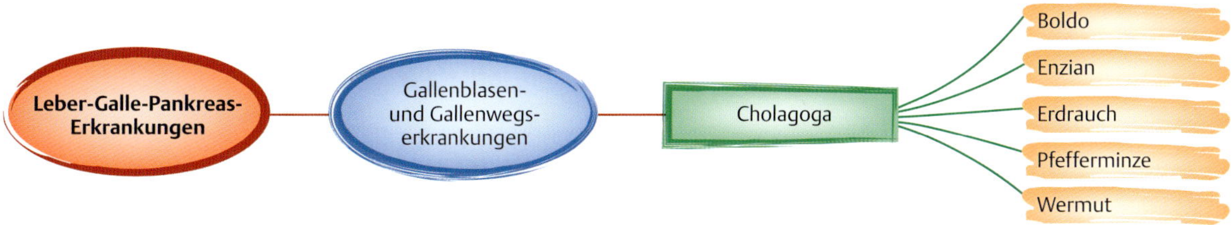

Merke:

- Weitere Amara (Bitterstoffe) siehe Karte 9.1.
- Cholagoga bei Gallensteinleiden nur nach ärztlicher Rücksprache einsetzen.

Bild	Pflanze	Inhaltsstoffe	Wirkungen	Anwendung
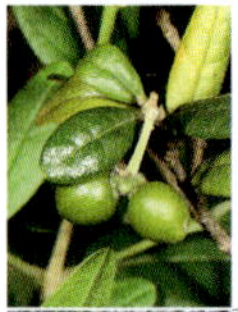	**Boldo** *Peumus boldus* Boldo folium	0,25–0,5 % Alkaloide (Boldin), Flavonoide, ätherische Öle	Krampflösend, gallenflussfördernd, entzündungshemmend, steigert die Magensaftsekretion, antioxidativ. Auch hepatoprotektive Eigenschaften konnten nachgewiesen werden.	Verdauungsbeschwerden, vor allem infolge mangelnder Gallenbildung; Magen-Darm-Beschwerden, die mit Krämpfen einhergehen. In den Anden als bewährtes Stärkungsmittel.
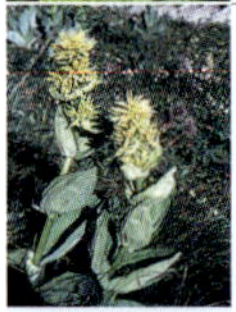	**Gelber Enzian** *Gentiana lutea* Gentianae radix	2–3 % Bitterstoffe (Bitterwert 10 000–30 000), Xanthone, wenig ätherische Öle	Anregung der Speichel-, Magensaft- und Pankreassekretion, appetitanregend, choleretisch	Appetitlosigkeit, Verdauungsbeschwerden wie Völlegefühl, Blähungen, Magensaftmangel, leichte Pankreassekretionsstörungen. Bei chronisch Kranken mit funktioneller Verdauungsschwäche, bei Schwächezuständen. Unterstützend auch bei Atemwegserkrankungen zur Sekretolyse.
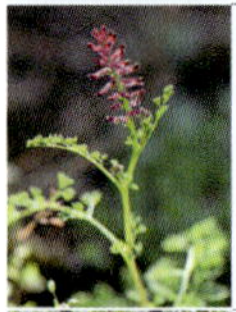	**Erdrauch** *Fumaria officinalis* Fumariae herba	Alkaloide (Fumarin), Fumarsäureester, Flavonoide, Kaffeesäurederivate	entzündungshemmend und krampflösend, reguliert die Cholerese, cholesterinsenkend, stoffwechselfördernd	Krampfartige Beschwerden im Bereich der Gallenblase, der Gallenwege und des Gastrointestinaltraktes, chronische Gallenblasen- und Gallenwegserkrankungen, Postcholezystektomiesyndrom.
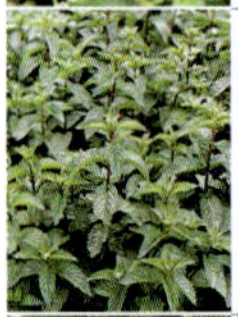	**Pfefferminze** *Mentha x piperita* Menthae piperitae folium	0,5–4 % ätherisches Öl (Hauptbestandteil: 30–50 % Menthol), Flavonoide, Bitter- und Gerbstoffe.	krampflösend, gallenflussfördernd, verdauungsfördernd, brechreizlindernd, gärungswidrig, antiseptisch, schmerzlindernd	Gallenleiden und krampfartige Magenbeschwerden, verdorbener Magen, funktionell-krampfhaftes Oberbauchsyndrom.
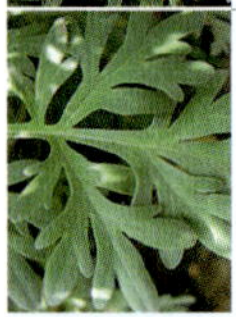	**Wermut** *Artemisia absinthium* Absinthii herba	0,3 % ätherische Öle (u. a. Thujon), Bitterstoffe (Bitterwert 15 000–25 000), Flavonoide, Ascorbinsäure, Gerbstoffe.	Appetitanregend, tonisierend auf Magen und Gallenblase, gallenflussfördernd, blähungswidrig, bakteriostatisch, entzündungshemmend, krampflösend. In höherer Dosierung anregend auf das ZNS.	Appetitlosigkeit und Verdauungsstörungen, vor allem bedingt durch Gallenfunktionsstörungen, Achylie und Magenatonie. Außerdem bei Schwächezuständen.

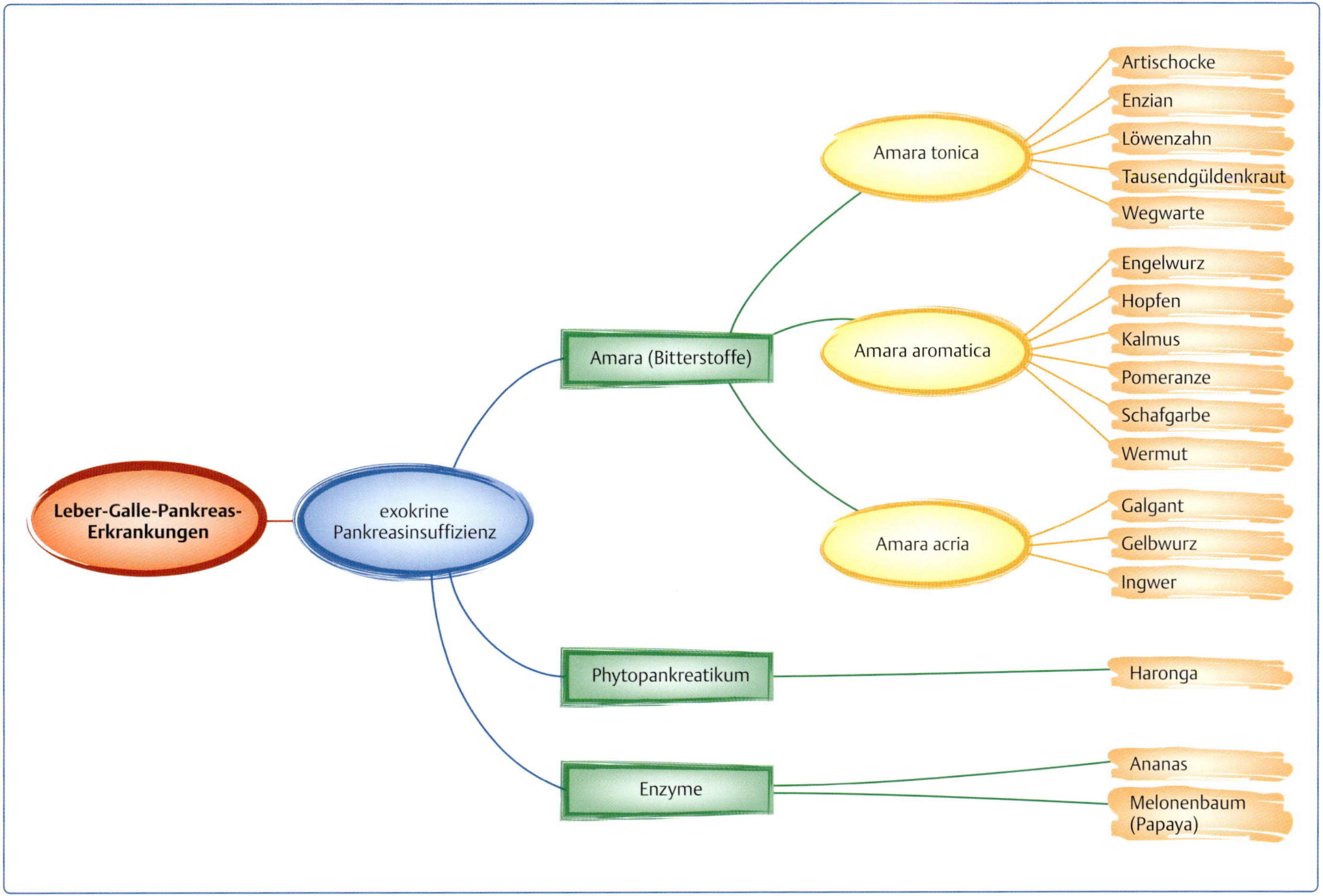
Leber-Galle-Pankreas-Erkrankungen
exokrine Pankreasinsuffizienz
Amara (Bitterstoffe)
Amara tonica
Artischocke
Enzian
Löwenzahn
Tausendgüldenkraut
Wegwarte
Amara aromatica
Engelwurz
Hopfen
Kalmus
Pomeranze
Schafgarbe
Wermut
Amara acria
Galgant
Gelbwurz
Ingwer
Phytopankreatikum
Haronga
Enzyme
Ananas
Melonenbaum (Papaya)

Bild	Pflanze	Inhaltsstoffe	Wirkungen	Anwendung
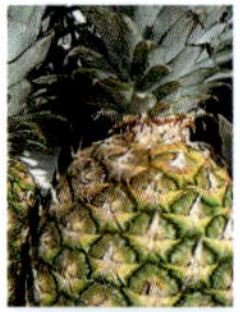	**Ananas** *Ananas comusus* Ananas succus	Enzyme (v. a. Bromelain)	Enzyme sind als Biokatalysatoren an wichtigen Stoffwechselfunktionen des Organismus beteiligt. Bromelain wirkt verdauungsfördernd, außerdem entzündungshemmend, ödemhemmend und thrombozytenaggregationshemmend.	Verdauungsbeschwerden infolge exokriner Pankreasinsuffizienz, akute posttraumatische und postoperative entzündliche Schwellungszustände. Nur in Form von Fertigarzneimitteln kommt es zu einer ausreichenden Bromelainkonzentration.
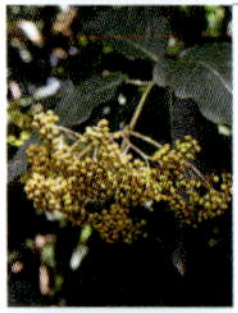	**Haronga** *Harungana madagascariensis* Harunganae folium/cortex	Dihydroxianthracenderivate (Rinde: Harunganin, Madagascin, Blätter: Hypericin, Pseudohypericin), Leucocyane, Gerbstoffe, Flavonoide, Phytosterine und Spurenelemente	Stimuliert die exokrine Pankreasfunktion, regt die Sekretion von Magensaft und Galle an, blähungshemmend, leicht stimmungsaufhellend. Es liegen auch Hinweise auf antihepatotoxische und keimhemmende Eigenschaften vor.	hervorragendes Mittel bei leichter exokriner Pankreasinsuffizienz mit depressiver Verstimmung; funktionelle Störungen der Magen-, Galle-, Leber- und Pankreasfunktion, Völlegefühl
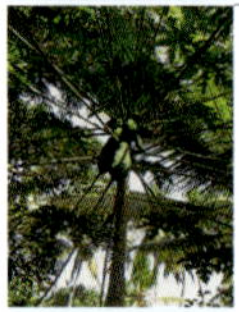	**Melonenbaum (Papaya)** *Carica papaya* Papaya-Latex, Caricae papayae folium/fructus	Enzyme (v. a. Papain, auch Lysozym, Lipase u. a.). In den Blättern zusätzlich Saponine und Alkaloide.	Proteolytisch, verdauungsfördernd, ödemabbauend. Kontrovers diskutiert: analgetisch, entzündungshemmend und fibrinolytisch (bei traumatischen Ödemen)	Funktionelle Verdauungsbeschwerden infolge einer exokrinen Pankreasinsuffizienz. Die Gabe von Fertigarzneimitteln ist angeraten.

Praxistipps

Therapie der exokrinen Pankreasinsuffizienz

Zur Unterstützung der Bildung von Verdauungsenzymen durch die Bauchspeicheldrüse ist es ratsam, Bitterstoffdrogen wie Wermut, Enzian oder Tausendgüldenkraut u. a. einzusetzen. Bitterstoffe regen die Bildung sämtlicher Verdauungssäfte an. Häufig erreicht man durch die Gabe von Bitterstoffdrogen bereits gute Therapieresultate.

Teemischung

Kalmuswurzelstock 30 g, Schafgarbenkraut 20 g, Johanniskraut 15 g, Zimtrinde 15 g, Fenchelfrüchte, angestoßen 10 g, Melissenblätter 10 g
1 TL mit 1 Tasse kochendem Wasser übergießen. 7 Min. bedeckt ziehen lassen. 2–3 Tassen tgl. vor dem Essen trinken

15.1 Atemwegserkrankungen

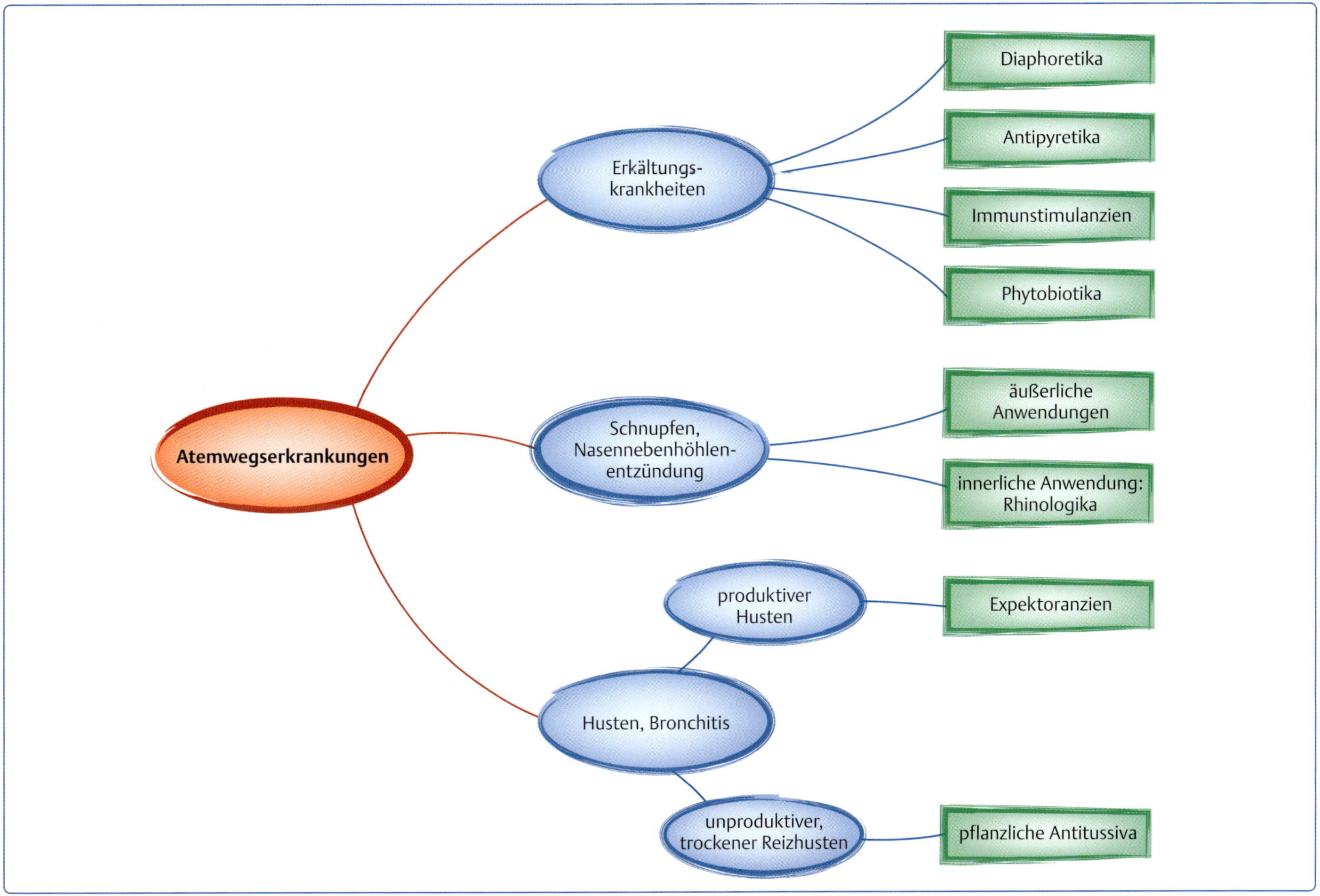

Therapiegrundsätze bei Erkältungskrankheiten

- schweißtreibende **Diaphoretika**
- fiebersenkende **Antipyretika**
- resistenzsteigernde **Immunstimulanzien**
- antiviral und antibakteriell wirkende **Phytobiotika**

Therapiegrundsätze bei Husten und Bronchitis

- unproduktiver, trockener Reizhusten: hustenreizlindernde **Antitussiva:** die Schleimhaut schützende, befeuchtende Mucilaginosa
- produktiver verschleimter Husten: auswurffördernde **Expektoranzien:** sekretverflüssigende, sekretlösende und die Flimmerhärchen aktivierende Ätherisch-Öl- und Saponin-Drogen

Therapiegrundsätze bei Schnupfen und Nasennebenhöhlenentzündung

- **Äußerliche Anwendungen** wirken sekretlösend und/oder entzündungshemmend.
- Innerlich: **Rhinologika** wirken sekretlösend, entzündungshemmend, antiviral und antibakteriell.

Atemwegserkrankungen: Therapie Erkältungskrankheiten

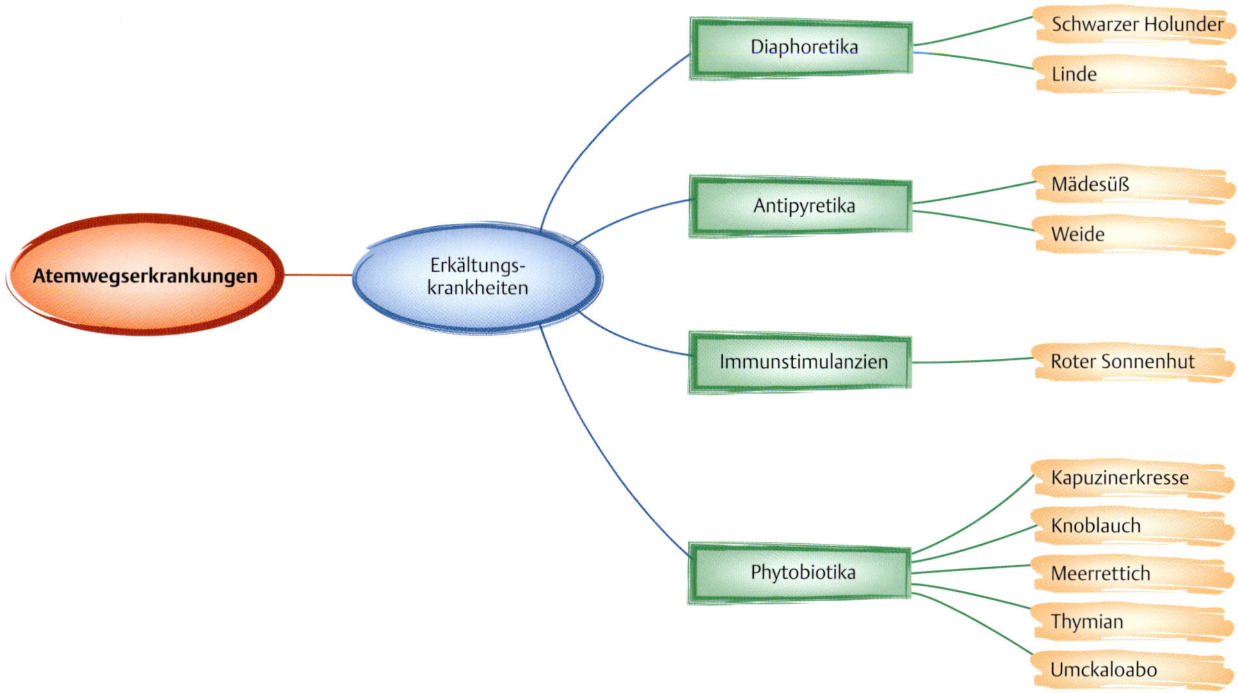

16.2 Atemwegserkrankungen: Therapie Erkältungskrankheiten

Bild	Pflanze	Inhaltsstoffe	Wirkungen	Anwendung
	**Schwarzer Holunder** *Sambucus nigra* Sambuci flos	Flavonoide, ätherisches Öl, Gerbstoffe, Phytosterine, Schleimstoffe	schweißtreibend, entzündungshemmend, erhöht die Widerstandskraft gegen Infekte, verbessert die Bronchialsekretion	schweißtreibendes Mittel bei Erkältungskrankheiten und zur unspezifischen Resistenzsteigerung, zur Chronifizierung neigende Atemwegsentzündungen, fieberhafte grippale Infekte ohne Schweiß, chronische Sinusitis
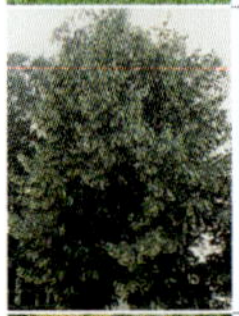	**Linde** *Tilia cordata und Tilia platyphyllos* Tiliae flos	Schleimstoffe, Flavonoide, ätherisches Öl, Gerbstoffe, Phenylcarbonsäuren, Glykoside	schweißtreibend, reizlindernd, auswurffördernd, schwach krampflösend, leicht beruhigend, abwehrsteigernd	schweißtreibendes Mittel (Tee möglichst heiß trinken), fieberhafte Erkältungen, Husten, Steigerung der Abwehrkräfte, Linderung des Hustenreizes und bei trockenem Husten
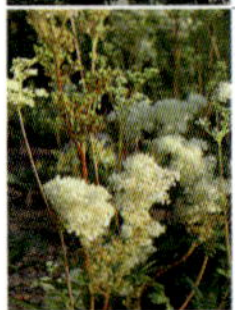	**Mädesüß** *Filipendula ulmaria* Filipendulae ulmariae flos/herba	Salicin, ätherische Öle, Flavonoide, Gerbstoffe, Schleimstoffe	entzündungshemmend, fiebersenkend und schmerzlindernd	Fieber, Kopfschmerzen, Erkältungskrankheiten
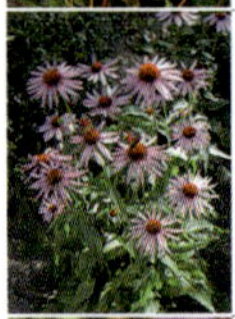	**Roter Sonnenhut, Purpursonnenhut** *Echinacea purpurea* E. purpureae herba	Cichoriensäure, Polysaccaride, Polyacytylene, Alkamide, Flavonoide, ätherisches Öl	Steigerung der Leukozytenzahl, Aktivierung der Phagozytoseleistung der Granulozyten, antiinfektiös, antiviral und antiphlogistisch. Steigert v. a. die unspezifische Abwehr.	Unterstützende Behandlung chronisch-rezidivierender Harn- und Atemwegsinfekte: Erkältung, Schnupfen, Nasennebenhöhlenerkrankungen, Halsentzündungen, Infektanfälligkeit und als Begleitmittel zur Antibiotikumtherapie.
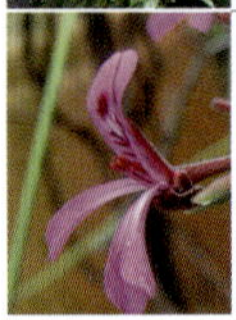	**Umckaloabe, Kapland-Pelargonie** *Pelargonium sidoides/ reniforme* Pelargonii sidoides radix	Gerbstoffe, Polyphenole, Cumarine, Flavonoide	antibakteriell, antiviral, immunmodulierend, entzündungshemmend, antioxidativ, schleimlösend	Akute und chronische Infektionen der Atemwege und des Hals-Nasen-Ohrenbereichs, v. a. bei Tonsillitis, Bronchitis und Sinusitis. Durch seine gute Verträglichkeit v. a. in der Kinderheilkunde geeignet.

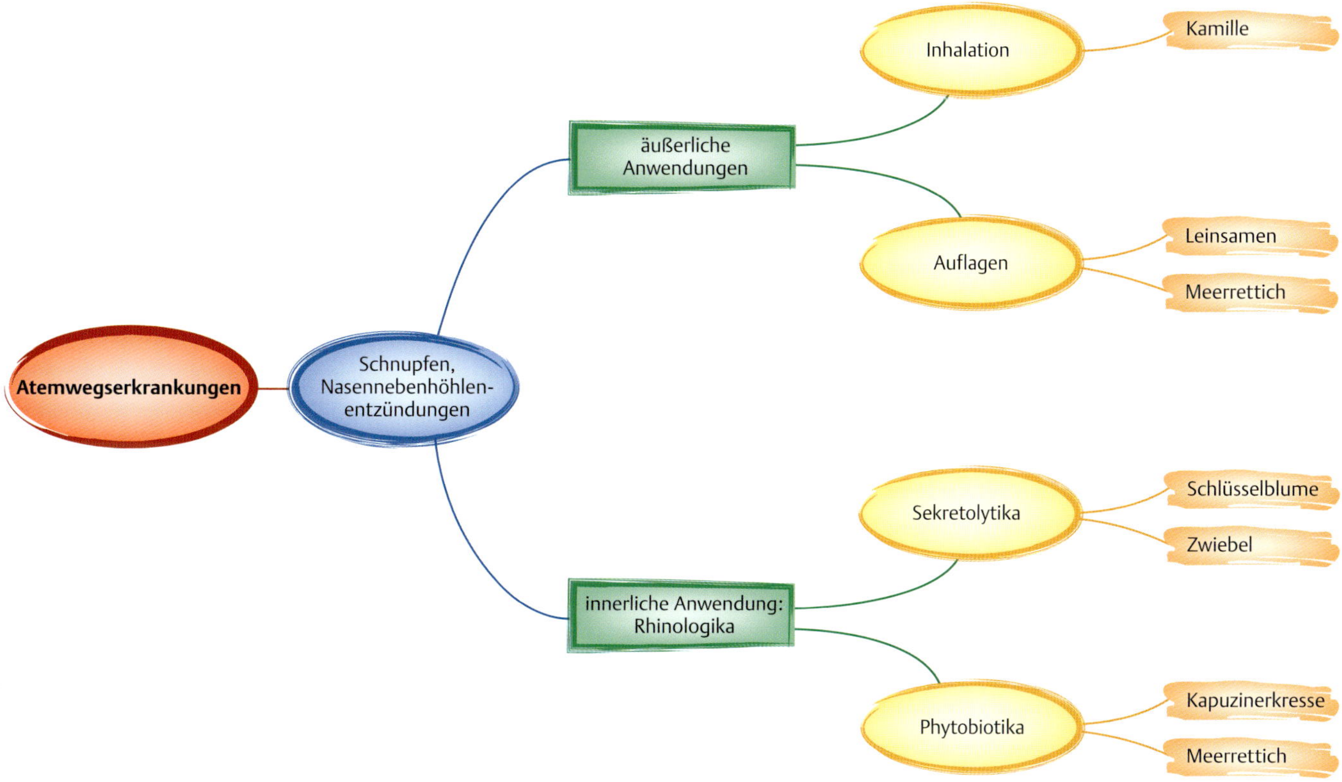
Atemwegserkrankungen
Schnupfen, Nasennebenhöhlen-entzündungen
äußerliche Anwendungen
Inhalation
Kamille
Auflagen
Leinsamen
Meerrettich
innerliche Anwendung: Rhinologika
Sekretolytika
Schlüsselblume
Zwiebel
Phytobiotika
Kapuzinerkresse
Meerrettich

Bild	Pflanze	Inhaltsstoffe	Wirkungen	Anwendung
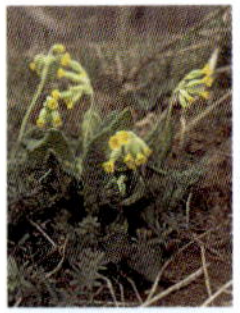	**Schlüsselblume** *Primula veris* Primulae radix/flos	**Wurzeln:** 3–12 % Saponine, Phenylglykoside (Methylester der Salicylsäure, u. a. Primulaverin), Flavonoide. **Blüten mit Kelchen:** weniger Saponine, dafür mehr Flavonoide, ätherische Öle.	sekretolytisch, expektorierend, mild krampflösend. Die Saponine lösen und verflüssigen festsitzendes Sekret der Nasennebenhöhlen und der Bronchien. **Wurzeln:** zusätzlich entzündungshemmend und schmerzlindernd. Antiviral vor allem gegen Influenza-A-Viren.	Stirn- und Nebenhöhlenentzündungen, fiebrige Erkältungen mit Kopfweh und verstopfter Nase, Katarrhe der Atemwege mit Husten, ungenügendem Auswurf und zähflüssigem Sekret. Blüte mit Kelch vor allem bei Hustenerkrankungen in der Pädiatrie (beste Verträglichkeit!).
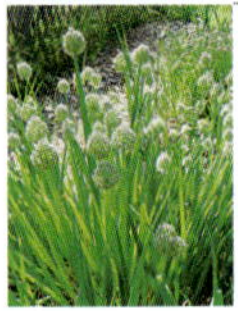	**Zwiebel** *Allium cepa* Allii cepae bulbus	schwefelhaltige Aminosäuren, ätherisches Öl, Peptide, Flavonoide, Diphenylamin	antibakteriell, antiasthmatisch, antiallergisch, entzündungshemmend, lipidsenkend, blutdrucksenkend, Hemmung der Thrombozytenaggregation	Schnupfen (als Inhalation und Fußkompresse), Husten (Sirup) und Otitis media (Zwiebelwickel)

Praxistipps

Leinsamenkompressen

Fördern die Durchblutung der entzündeten Region und dadurch den Abfluss des Nasensekrets: 3 Tassen Leinsamen mit 4 Tassen Wasser zu einem dicken zähen Brei kochen. Je 1 EL Brei in einen Teefilterbeutel füllen (oder in ein Papiertaschentuch einpacken), am besten gleich mehrere solcher Auflagen zubereiten und warm halten, indem man sie zwischen 2 mit heißem Wasser gefüllte Wärmflaschen legt. Alle 10 Min. ein neues Päckchen auflegen. Achtung: nachdem man das letzte Päckchen entfernt hat, noch so lange nachruhen und sich keinesfalls kühler Luft oder Zugluft aussetzen, bis die Gesichtshaut wieder die normale Temperatur angenommen hat.

Meerrettich-Nackenkompresse

Bewirkt reflektorisch eine vermehrte Durchblutung der Nasennebenhöhlenschleimhäute und lässt das Sekret besser abfließen: eine pflaumengroße Menge frisch geriebenen Meerrettich in ein Taschentuch einwickeln, so dass auf einer Seite der Meerrettich nur von einer Stofflage bedeckt ist. Mit dieser Seite die Kompresse ca. 2–5 Min. lang auf den Nacken legen. Sobald die Stelle intensives Brennen hervorruft die Kompresse entfernen und die gerötete Haut mit einem Pflegeöl einölen. Alle 1–2 Tage die Auflage wiederholen (insgesamt max. 15 Tage) und bei guter Verträglichkeit bis max. 15 Min. auf dem Nacken belassen.

Ätherisches Eukalyptusöl

Enthält 1,8-Cineol, das antibiotisch, antiviral, sekretlösend und entzündungshemmend wirkt. Als Fertigarzneimittel einnehmen.

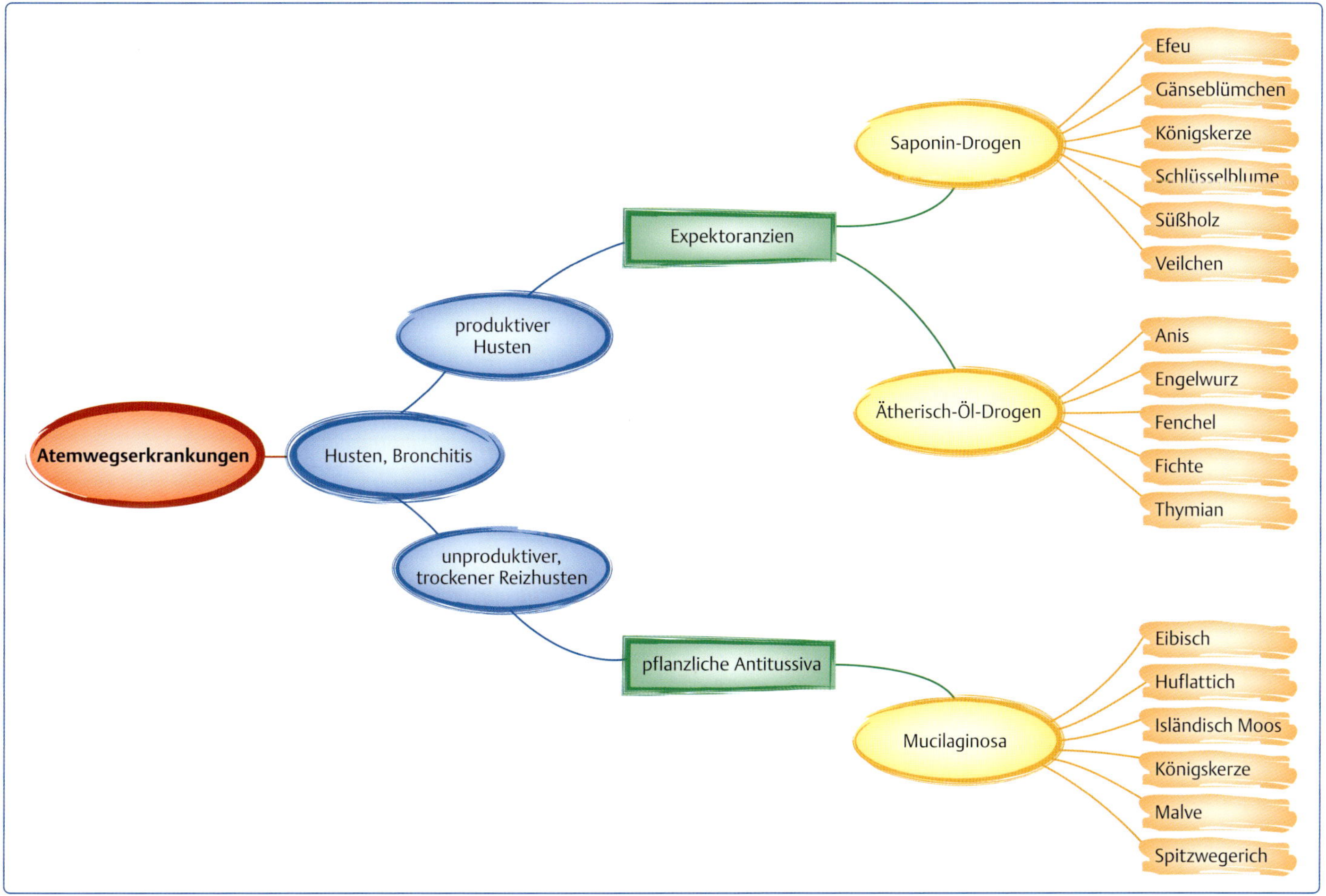
Atemwegserkrankungen
Husten, Bronchitis
produktiver Husten
unproduktiver, trockener Reizhusten
Expektoranzien
pflanzliche Antitussiva
Saponin-Drogen
Ätherisch-Öl-Drogen
Mucilaginosa
Efeu
Gänseblümchen
Königskerze
Schlüsselblume
Süßholz
Veilchen
Anis
Engelwurz
Fenchel
Fichte
Thymian
Eibisch
Huflattich
Isländisch Moos
Königskerze
Malve
Spitzwegerich

18.2 Atemwegserkrankungen: Therapie Husten, Bronchitis

Bild	Pflanze	Inhaltsstoffe	Wirkungen	Anwendung
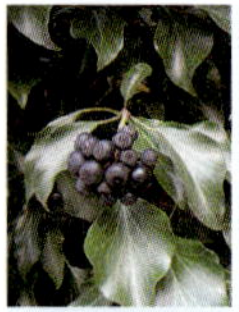	**Efeu** *Hedera helix* Hederae helicis folium	Saponine, Flavonoide, Spurenelemente	Auswurffördernd, krampflösend, antiobstruktiv, schleimhautreizend, sekretolytisch, sekretomotorisch, entzündungshemmend, schmerzstillend und leicht beruhigend. Außerdem antibiotische, antivirale und pilzhemmende Eigenschaften.	spastisch-entzündliche Atemwegserkrankungen wie Krampfhusten, chronisch-entzündliche Bronchialerkrankungen, Asthma, Keuchhusten
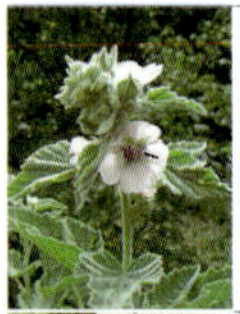	**Eibisch** *Althaea officinalis* Althaeae radix/folium	Schleimstoffe (bis 30 % in der Wurzel, in Blatt und Blüte 5–8 %), in den Blättern zusätzlich ätherische Öle und Flavonoide	reizlindernd, schleimhautschützend	Schleimhautentzündungen im Mund- und Rachenraum, trockener Reizhusten
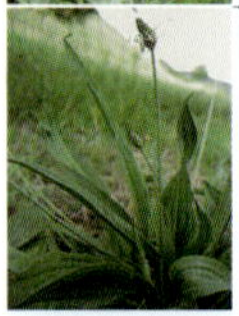	**Spitzwegerich** *Plantago lanceolata* Phantaginis lanceolatae folium	Schleimstoffe, Gerbstoffe, Aucubin (in frischem Zustand antibiotisch wirksam), Kieselsäure, Flavonoide, Vitamin C, Mineralstoffe	Reizmildernd, entzündungs- und hustenhemmend, gewebefestigend, antibakteriell, zusammenziehend. Der Spitzwegerich ist aufgrund seiner günstigen Wirkstoffkombination eines der besten Hustenmittel überhaupt!	Entzündungen des Mund- und Rachenraumes, Bronchitis, (Reiz-)Husten (spez. bei Kindern)
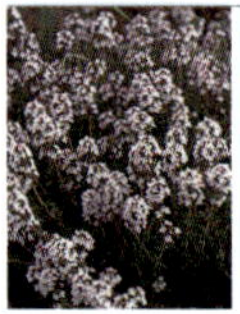	**Thymian** *Thymus vulgaris* Thymi herba/folium	mind. 1,2 % ätherisches Öl (mit Thymol), Gerbstoffe, Flavonoide und Saponine	auswurffördernd, bronchospasmolytisch, sekretlösend, entzündungshemmend, antibakteriell, antiviral, antimykotisch	Erkältungskrankheiten, krampfhafte Bronchitis, Keuchhusten, Asthma. Äußerlich in Bädern zur unterstützenden Behandlung von akuten und chronischen Erkrankungen der Luftwege.

Praxistipps

Auswurffördernde Teemischung

Spitzwegerichblätter 35 g, Thymiankraut 35 g, Süßholzwurzel 15 g, Fenchelfrüchte 15 g
2 TL mit 1 Tasse heißem Wasser übergießen und 10 Min. ziehen lassen. 3 × tgl. 1 Tasse, evtl. mit Honig süßen.

19.1 Harnwegs- und Prostata-Erkrankungen

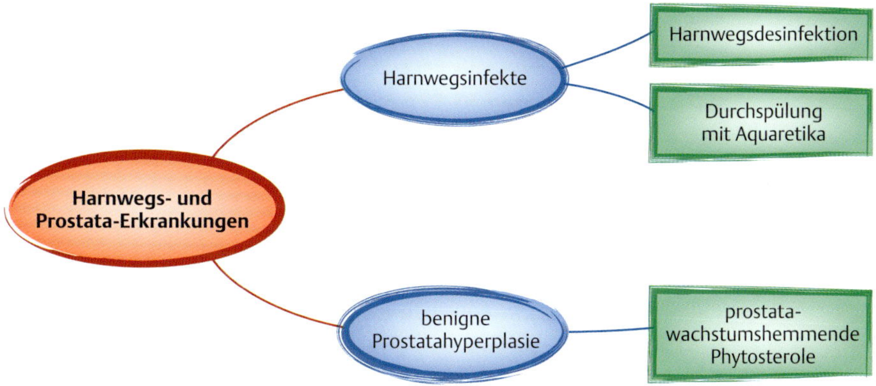

Therapiegrundsätze bei Blasenentzündung

„2-Säulen-Therapie“

1. Harnwege desinfizieren: mit pflanzlichen **Harnwegsdesinfizienzien**
   - antibakterielle Wirkung
   - Antiadhäsionseffekt
2. Harnwege durchspülen mit harntreibenden **Aquaretika:** schwemmen Keime aus

Merke: Zusätzlich ausreichend trinken!

Therapiegrundsatz bei Prostatahyperplasie

Phytosterole hemmen das Prostatawachstum (antiproliferativ) durch Hemmung der

- Aromatase und
- der 5-alpha-Reduktase.

Merke: Langzeittherapie erforderlich!

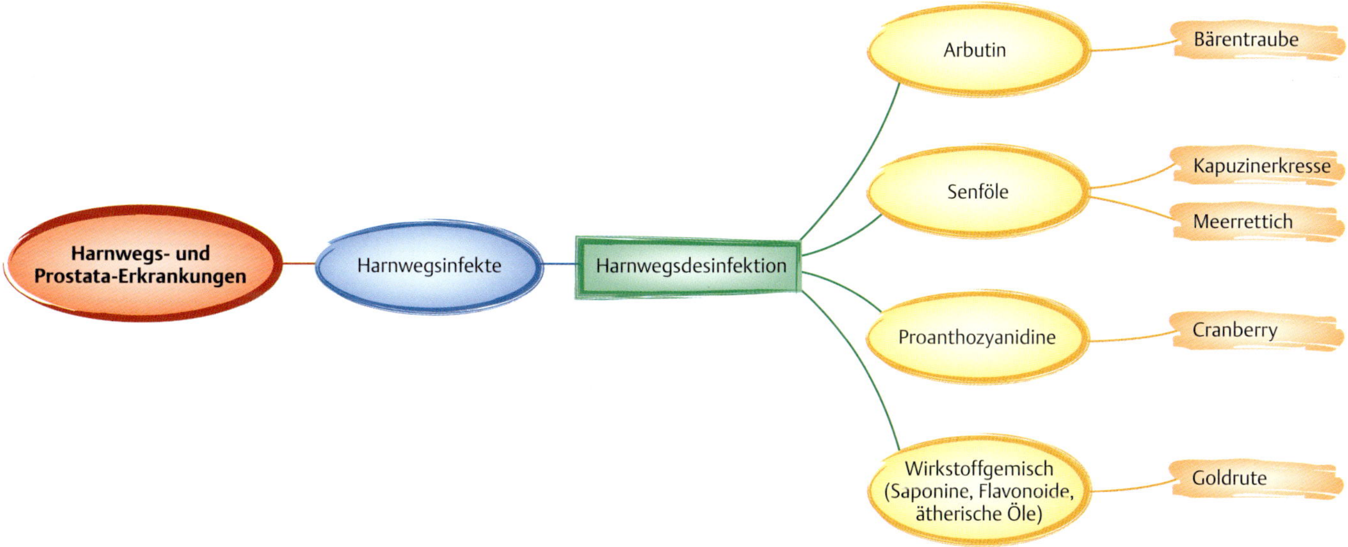
Harnwegs- und Prostata-Erkrankungen
Harnwegsinfekte
Harnwegsdesinfektion
Arbutin
Bärentraube
Senföle
Kapuzinerkresse
Meerrettich
Proanthozyanidine
Cranberry
Wirkstoffgemisch (Saponine, Flavonoide, ätherische Öle)
Goldrute

Bild	Pflanze	Inhaltsstoffe	Wirkungen	Anwendung
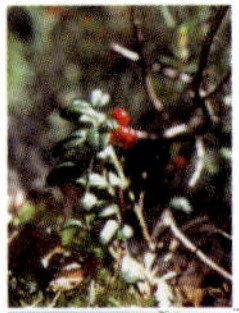	**Bärentraube** *Arctostaphylos uva-ursi* Uvae ursi folium	Hydrochinonglykosid Arbutin (4–12 %), Flavonoide, 20 % Gerbstoffe, organische Säuren	Bakteriostatisch bei alkalischem Harn (pH-Wert 8,0). Neue Untersuchungen zeigten auch bei saurem pH-Wert antibakterielle Wirkungen.	bakterielle Erkrankungen der ableitenden Harnwege
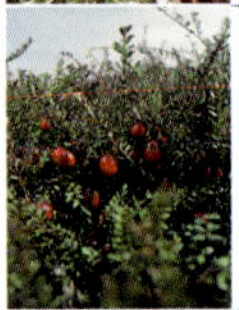	**Cranberry** *Vaccinium macrocarpon* Vaccinium macrocarpon fructus	Proanthozyanidine, Flavonoide, Vitamin C, Mineralien (Na, P, K)	Proanthozyanidine verhindern die Anhaftung von E. coli an die Zellen des Harntraktes (Antiadhäsions-Effekt). Dadurch können sich die Bakterien nicht festsetzen, werden beschleunigt über den Urin ausgeschwemmt – das verhindert eine drohende Infektion im Vorfeld. Antioxidativ.	akute Blasenentzündung, zur Vorbeugung und Begleittherapie von Harnwegsinfektionen, Blasenreizung.
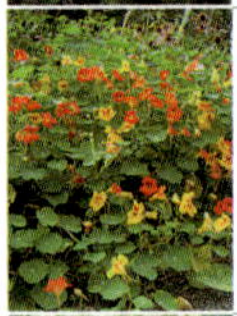	**Kapuzinerkresse** *Tropaeolum majus* Tropaeoli herba	Senfölglykoside, Vitamin C und B, Flavonoide, Oxalsäure, Mineralien (Fe, K, Mg, P, Su)	Bakterizid, bakteriostatisch, virustatisch, antimykotisch, immunstimulierend. Senfölglykoside werden über Lunge und Nieren ausgeschieden und kommen dort zur Wirkung! Stärkt körpereigene Abwehrkraft. Antikarzinogen.	Begleittherapie bei Infekten der ableitenden Harnwege und der Luftwege
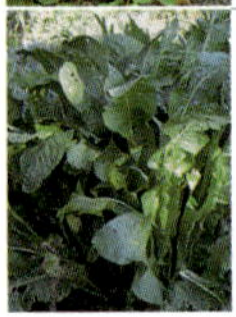	**Meerrettich** *Armoracia rusticana* Armoraciae rusticanea radix	Senfölglykoside, Vitamin B1 und C, Flavonoide, Pektin	Antibakteriell, antiviral, antimykotisch. Antikarzinogen, immunstärkend.	zur unterstützenden Behandlung von bakteriellen Harn- und Atemwegsinfekten

Praxistipp

Eukalyptusöl-Kompresse

2–5 %iges Eukalyptusöl auf eine Kompresse träufeln und auf die Blasenregion auflegen. Mit Handtuch und Wärmflasche bedecken und ½ bis mehrere Std. Bettruhe einhalten. Durch die transdermale Resorption kommen die antibakteriellen, krampflösenden und harntreibenden Eigenschaften zur Wirkung.

In der Klinik bewährt bei Blasenreizungen, rezidivierenden Zystitiden, Harnverhalt (gute Alternative zum Katheterisieren).

Harnwegs- und Prostata-Erkrankungen: Durchspülungstherapie Harnwegsinfekte

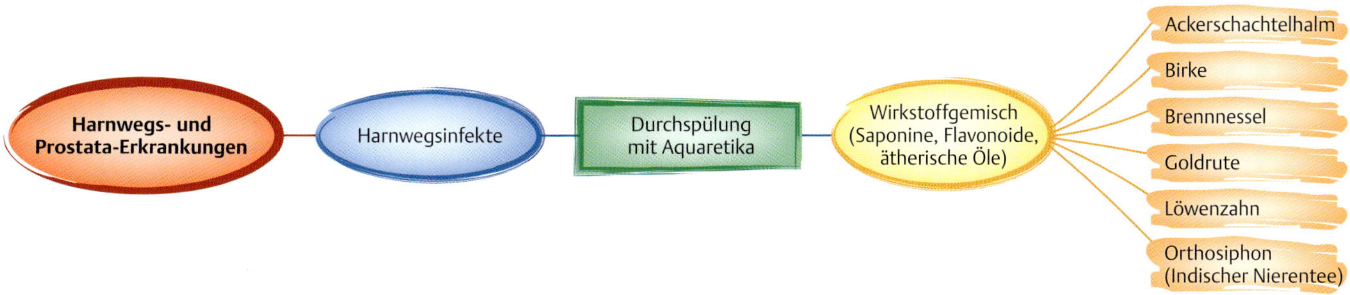
Harnwegs- und Prostata-Erkrankungen
Harnwegsinfekte
Durchspülung mit Aquaretika
Wirkstoffgemisch (Saponine, Flavonoide, ätherische Öle)
Ackerschachtelhalm
Birke
Brennnessel
Goldrute
Löwenzahn
Orthosiphon (Indischer Nierentee)

Merke: Weitere Anwendungsgebiete für Aquaretika:

- **stoffwechselbedingte Hauterkrankungen**
- **rheumatische Erkrankungen**
- **Frühjahrskur**

Bild	Pflanze	Inhaltsstoffe	Wirkungen	Anwendung
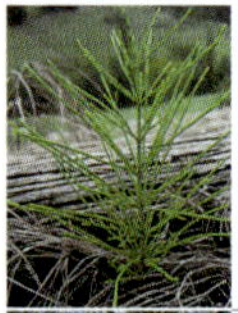	**Ackerschachtelhalm** *Equisetum arvense* Equiseti herba	bis 10 % Kieselsäure mit großem Anteil an wasserlöslicher Kieselsäure, Flavonoide	Schwach harntreibend, fördert die Ausscheidung von harnpflichtigen Stoffwechselsubstanzen bei Nieren-, rheumatischen und Hauterkrankungen	zur Durchspülung bei bakteriellen und entzündlichen Erkrankungen der ableitenden Harnwege, Nierengrieß
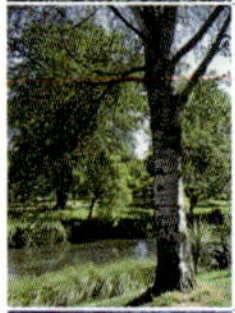	**Birke** *Betula pendula/ pubescens* Betulae folium	bis 3 % Flavonoide, Triterpensaponine, Harze, Gerb- und Bitterstoffe, Salicylate, Mineralien (K, Ca)	Nierenfunktionsanregend, harntreibend und entzündungshemmend. Wirkt mild entwässernd ohne das Nierengewebe zu reizen.	Durchspülungstherapie bei bakteriellen, funktionellen und entzündlichen Erkrankungen der ableitenden Harnwege, zur Verhütung von Harnsteinbildung, bei Nierengrieß.
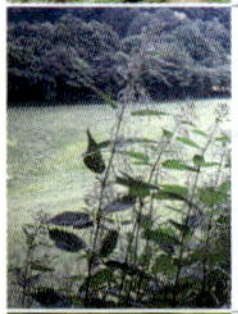	**Brennnessel** *Urtica dioica* Urticae folium/ herba	bis 20 % Mineralstoffe (Si, K, Ca, Fe), Acetylcholin, ungesättigte Fettsäuren, Caffeoylchinasäuren	Harntreibend und entzündungshemmend. Die verstärkte Wasserdiurese beruht auf einer osmotischen Wirkung durch den hohen Mineralgehalt (K).	Durchspülung bei entzündlichen Erkrankungen der ableitenden Harnwege, Vorbeugung und Behandlung von Nierengrieß (reichlich trinken!).
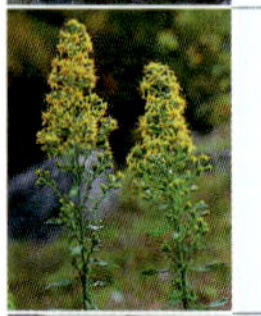	**Goldrute** *Solidago virgaurea* Solidaginis virgaurea herba	1–3 % Flavonoide, Saponine, ätherische Öle, Phenylglykoside (Leiocarposid und Virgaureosid), Gerbstoffe	Steigert die Leistung der Nieren, wirkt harntreibend, entzündungshemmend und krampflösend an der glatten Muskulatur, schmerzlindernd, (Nieren-) steintreibend, antibakteriell, antimykotisch (speziell gegen Candidapilze).	entzündliche Erkrankungen ableitender Harnwege, wiederkehrende Harnwegsinfekte, Reizblase, Harnverhalten, Krämpfe im Urogenitalbereich, Nierengrieß.
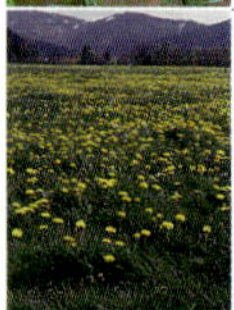	**Löwenzahn** *Taraxacum officinale* Taraxaci radix cum herba	Bitterstoffe, Triterpene, Phytosterole, Flavonoide, Vitamine, Mineralien (K), Cholin	Harntreibend (saluretischer Effekt durch vermehrte Ausscheidung von Mineralien).	Durchspülungstherapie, Nierengrieß durch „Wasserstoßtherapie" austreiben: 1,5 l dünnen Löwenzahntee innerhalb von 20 Min. trinken
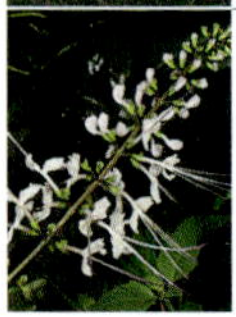	**Orthosiphon (Ind. Nierentee)** *Orthosiphon aristatus* Orthosiphonis folium	Flavonoide, ätherische Öle, 3 % Kalium	harntreibend, schwach krampflösend, entzündungshemmend	Durchspülungstherapie bei bakteriellen und entzündlichen Erkrankungen der ableitenden Harnwege, symptomarme Harnwegsinfekte, Reizblase, Nierengrieß

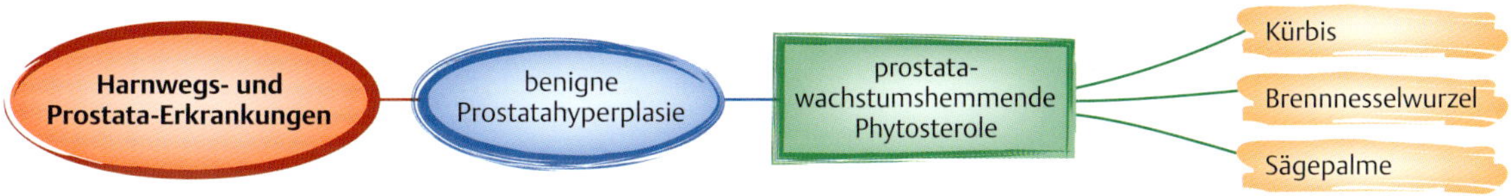
Harnwegs- und Prostata-Erkrankungen
benigne Prostatahyperplasie
prostata-wachstumshemmende Phytosterole
Kürbis
Brennnesselwurzel
Sägepalme

Bild	Pflanze	Inhaltsstoffe	Wirkungen	Anwendung
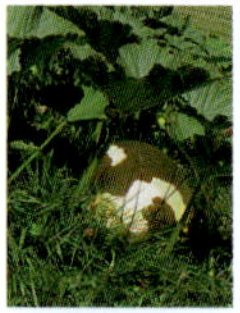	**Kürbis** *Cucurbita pepo* Cucurbitae semen	Phytosterine (Sitosterin, β-Phytosterin), Tocopherole, Mineralstoffe (Mg), Selen, Carotinoide, fettes Öl, Aminosäuren	Phytosterine • beeinflussen den Prostaglandin- und Prolaktinstoffwechsel, wirken entzündungshemmend • sind dem Testosteron chemisch nah verwandt, weisen hormonbremsenden Einfluss auf Prostata auf • hemmen den entzündlichen Blutandrang im Prostatagewebe, wirken aquaretisch, keimhemmend, antioxidativ, blasenkräftigend	Prostatahyperplasie Stadium I und II, Reizblase, Prostatapathie und Bettnässen. Vor allem der häufige nächtliche Harndrang, Kardinalsymptom der BPH, werden rasch und deutlich gebessert.
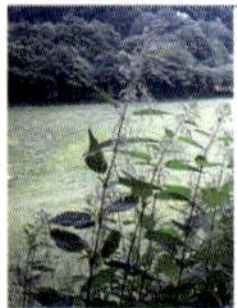	**Brennnessel** *Urtica dioica* Urticae radix	3-β-Sitosterin, Scopoletin (Cumarin), Phytosterole, Polysaccharide (Isolektine), Lignane, Urtica-dioica-Agglutinine	Erhöht Miktionsvolumen und Harnfluss, verringert Restharnmenge, senkt Anzahl der nächtlichen Blasenentleerungen. Krampflösend, entzündungshemmend und immunmodulierend. Hemmung der Aromatase (Umwandlung von Testosteron in Östrogen).	Miktionsbeschwerden bei Prostataadenom
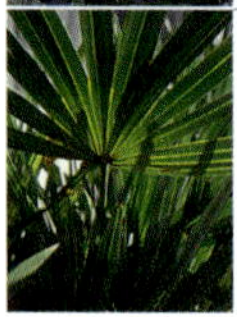	**Sägepalme** *Serenoa repens* Sabal fructus	Fettsäuren und Fettalkohole, γ-Linolensäuren, Phytosterole, β-Sitosterol, Gibberelinsäure, Flavonoide, Polysaccharide	Entzündungshemmend, ödemhemmend, krampflösend und tonisierend auf Blasenhals und Prostata, antiandrogen, antiexsudativ. Hemmt Aktivität der 5-alpha-Reduktase. Wirkung setzt nur allmählich ein.	Miktionsbeschwerden der Prostatahypertrophie, Prostatitis, Reizblase. Gilt als „pflanzlicher Katheter".

Praxistipp

Weidenröschentee

Das kleinblütige Weidenröschen (*Epilobium parviflorum*, Epilobii herba), ein Nachtkerzengewächs, wird vor allem in der Volksmedizin als Teedroge eingesetzt. Doch viele Männer mit BPH schwören zu Recht auf die zuverlässige Wirkung. 1995 wurde erstmals der Nachweis erbracht, dass die im Weidenröschen enthaltenen Oenotheine A und B (Ellagtannine) auf die 5-alpha-Reduktase und die Aromatase wirken. Zudem ist in mehreren Epilobiumarten β-Sitosterol nachgewiesen worden.

Teemischung: Weidenröschenkraut 50 g, Brennnesselwurzel 25 g, Goldrutenkraut 25 g. 1 TL mit 1 Tasse kochendem Wasser übergießen. 15 Min. bedeckt ziehen lassen. Morgens und mittags 1 Tasse trinken.

23.1 Rheumatische Erkrankungen

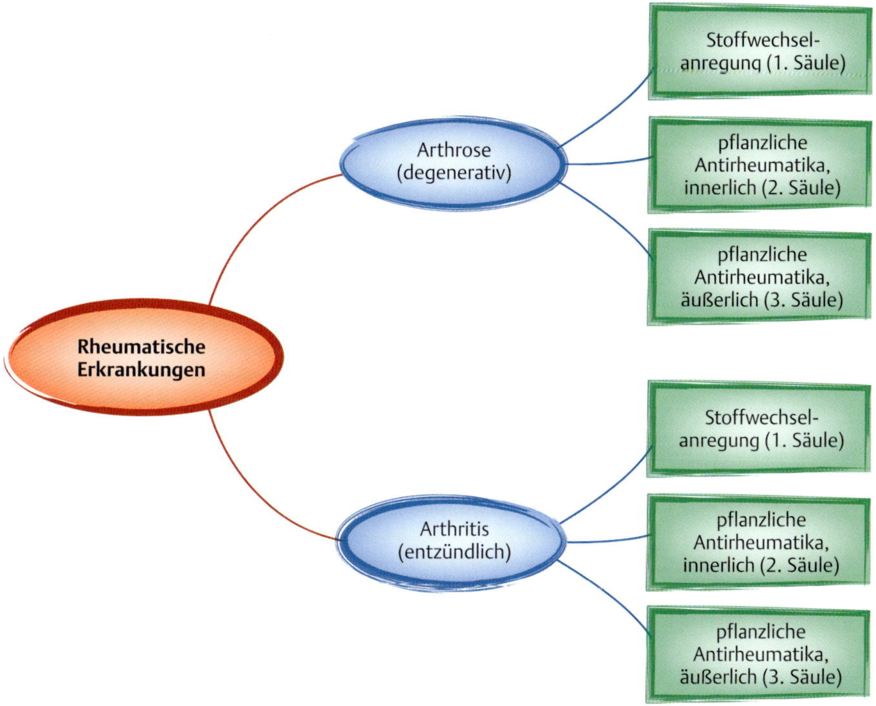

23.2 Rheumatische Erkrankungen: Therapiegrundsätze

„3-Säulen-Therapie“ bei Arthrose und Arthritis

1. **Stoffwechselanregung** („Entgiftung“) zur Entlastung des Bindegewebes über die Ausscheidungsorgane Niere, Leber, Darm, Haut
2. Innerlich: **pflanzliche Antirheumatika** (Wirkungseintritt nach ca. 3 Wochen)
   - zur Schmerzlinderung
   - zur Entzündungshemmung
   - zur Hemmung des Knorpelabbaus
3. Äußerlich: **pflanzliche Antirheumatika** (rascher Wirkungseintritt)
   - zur Schmerzlinderung
   - zur Entzündungshemmung
   - Arthrose: lokale Stoffwechselanregung
   - Arthritis: Kühlung

Rheumatische Erkrankungen: Therapie Arthrose und Arthritis

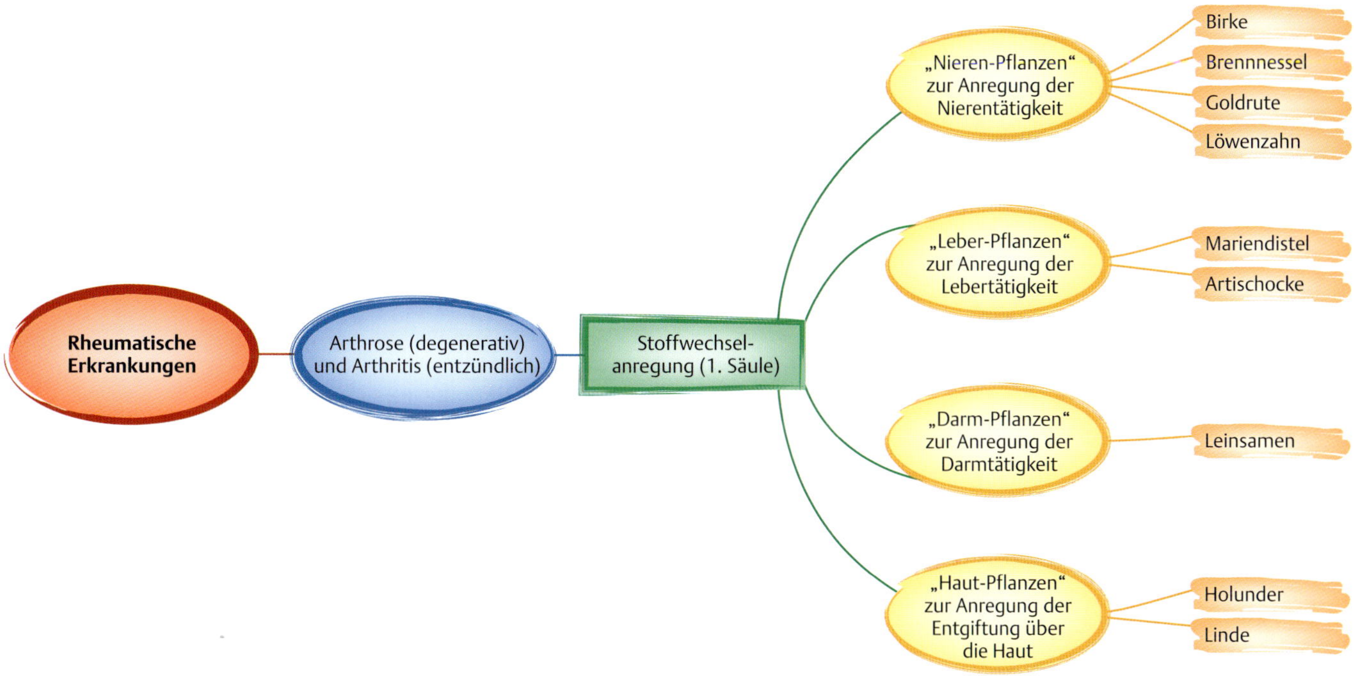

Bild	Pflanze	Inhaltsstoffe	Wirkungen	Anwendung
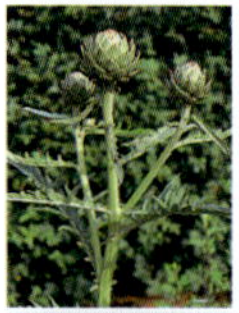	**Artischocke** *Cynara cardunculus* Cynarae folium	Caffeoylchinasäure (u.a. Cynarin), bis 6% Bitterstoffe, Flavonoide	gallenflussfördernd, leberzellregenerierend und -schützend, antiemetisch, lipidsenkend, entzündungshemmend, krampflösend	Unterstützt die Leberfunktion und damit die Entgiftung. Leberschutz.
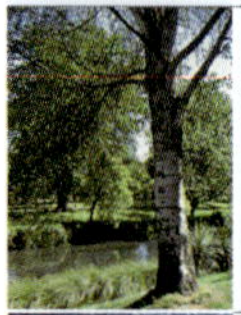	**Birke** *Betula pendula/ pubescens* Betulae folium	Flavonoide, Triterpensaponine, ätherische Öle, Harze, Gerb- und Bitterstoffe, Salicylate, Mineralien	nierenfunktionsanregend, harntreibend und stoffwechselanregend	zur Stoffwechselanregung, als Aquaretikum
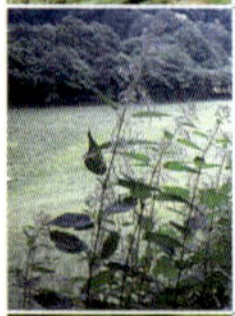	**Brennnessel** *Urtica dioica* Urticae folium/ herba	bis 20% Mineralstoffe (Si, K, Ca, Fe), Acetylcholin, ungesättigte Fettsäuren, Caffeoylchinasäuren	Harntreibend und entzündungshemmend. Die verstärkte Wasserdiurese beruht auf einer osmotischen Wirkung durch den hohen Mineralgehalt (K) und kommt nur in Verbindung mit reichlich Flüssigkeit zur Wirkung.	stoffwechselbedingte rheumatische Beschwerden und Hauterkrankungen, zur Durchspülung bei Erkrankungen der ableitenden Harnwege
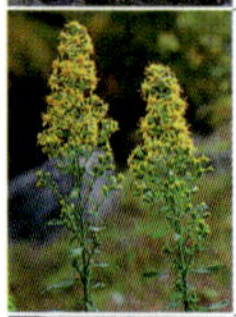	**Goldrute** *Solidago virgaurea* Solidaginis virgaurea herba	1–3% Flavonoide, Saponine, ätherische Öle, Phenylglykoside, Kaffeesäure, Gerb- und Mineralstoffe	steigert die Leistung der Nieren, wirkt harntreibend, entzündungshemmend, krampflösend	Zur Stoffwechselanregung, als Aquaretikum. Entzündliche Erkrankungen ableitender Harnwege, wiederkehrende Harnwegsinfekte, Reizblase.
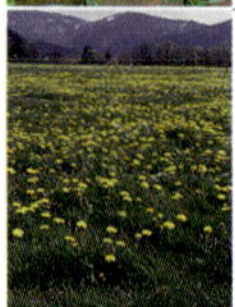	**Löwenzahn** *Taraxacum officinale* Taraxaci radix cum herba	Bitterstoffe, Triterpene, Phytosterole, Flavonoide, Vitamine, Mineralien (K), Cholin	harntreibend, stoffwechselanregend	zur Stoffwechselanregung, als Aquaretikum
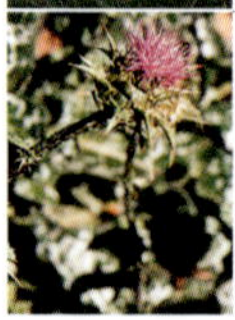	**Mariendistel** *Silybum marianum* Cardui mariani fructus	1,5–3% Silymarin, 20–30% fettes Öl	leberzellschützend, leberzellregenerierend, antioxidativ, entzündungshemmend, antifibrotisch	Unterstützt die Leberfunktion und damit die Entgiftung. Vorbeugung und Therapie (Fertigarzneimittel) von Leberschäden.

Rheumatische Erkrankungen: Therapie Arthrose

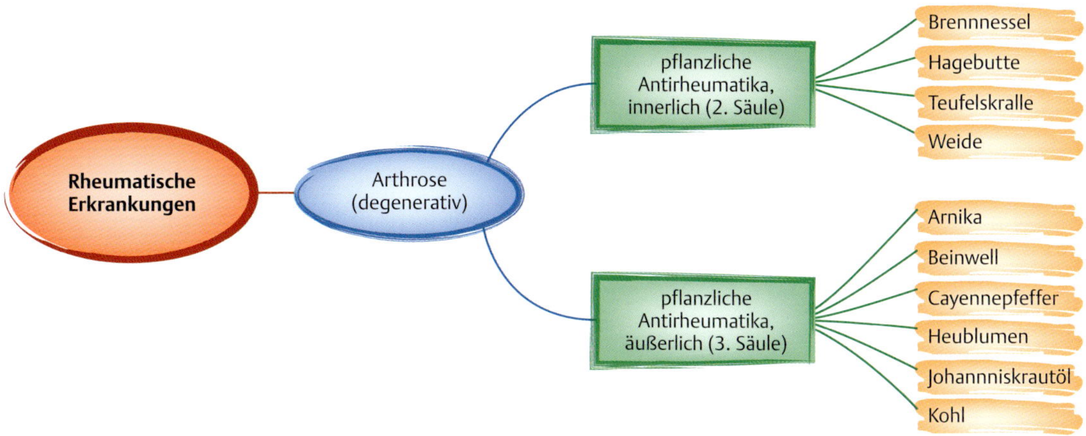

25.2 Rheumatische Erkrankungen: Therapie Arthrose

Bild	Pflanze	Inhaltsstoffe	Wirkungen	Anwendung
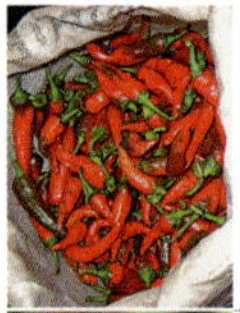	**Cayennepfeffer** *Capsicum frutescens* Capsici fructus acer	0,3–1 % Capsaicin, Carotinoide, Flavonoide, fettes Öl	Schmerzlinderung durch „Counterirritation". Durch verstärkte Durchblutung schnellerer Abtransport schmerzerregender Stoffe. Cortisonähnlich entzündungshemmend, juckreizstillend.	entzündlich-degenerative Gelenkerkrankungen, Arthrosen, Osteoarthritis, Muskelschmerzen, Nervenschmerzen/Neuralgien
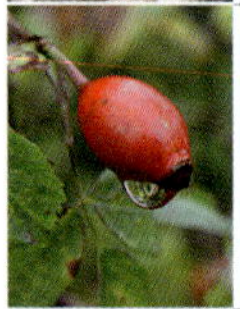	**Hagebutte** *Rosa canina* Fructus cynosbati	Galaktolipide (GOPO), Vitamin C, A, B, E, K, Anthocyane, Carotinoide, Mineralien (Fe, Mg, Na), ätherische Öle	Hagebuttenpulver greift in die entzündlichen Prozesse bei Gelenkbeschwerden ein: Entzündungshemmend, deutlich schmerzlindernd, antioxidativ, Abnahme der arthrosetypischen Morgensteifigkeit. Verbessert Hüft- und Kniegelenksbeweglichkeit.	Osteoarthrose, Knie-/Hüftgelenksarthrose, Rückenschmerzen (fraglich)
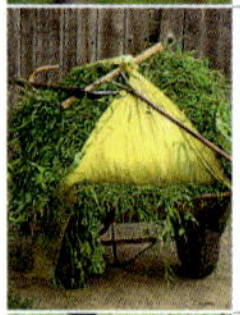	**Heublumen** *Flores graminis* Graminis flos	Cumaringlykoside, ätherische Öle, Flavonoide, Gerbstoffe	Heublumen sind Wärmeträger: sie bewirken eine vermehrte Durchblutung mit erhöhtem Gewebsstoffwechsel und einer Tonusminderung der Muskulatur. Die entspannte Muskulatur lindert den Schmerz und beruhigt.	Lokale Wärmetherapie: lindert bei degenerativen Erkrankungen des rheumatischen Formenkreises rheumatische und arthritische Schmerzen, akute Myalgien, Hexenschuss.
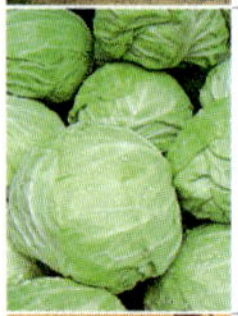	**Kohl** *Brassica oleracea*	Senfölglykoside, Vitamin C, Mineralien (K, Ca, Mg)	Warme „Kohlwickel" verbessern, äußerlich angelegt, die Stoffwechselsituation um die Gelenke, wirken Schmerz- und Verspannungszuständen entgegen und fördern die Durchblutung.	Gelenkschmerzen und rheumatische Beschwerden, arthrotisch veränderte ödematöse, entzündliche Geschehen
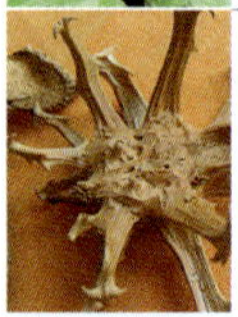	**Afrikanische Teufelskralle** *Harpagophytum procumbens* Harpagophyti radix	Bitterstoffe, Phytosterine, ungesättigte Fettsäuren, Triterpene, Flavonoide, Zimt- und Chlorogensäure.	Antiarthrotisch und stoffwechselfördernd, schwach schmerzlindernd, entzündungs- und ödemhemmend. Das entzündliche Geschehen wird verlangsamt, Schmerzen gelindert, die kollagenzerstörenden Enzyme in ihrer Aktivität gebremst. Verbessert Funktions- und Bewegungsfähigkeit.	Unterstützende Behandlung rheumatischer Erkrankungen und Verschleißerscheinungen des Bewegungs- und Stützapparates. Degenerative Erkrankungen sprechen besser an als akut entzündliche.

Rheumatische Erkrankungen: Therapie Arthritis

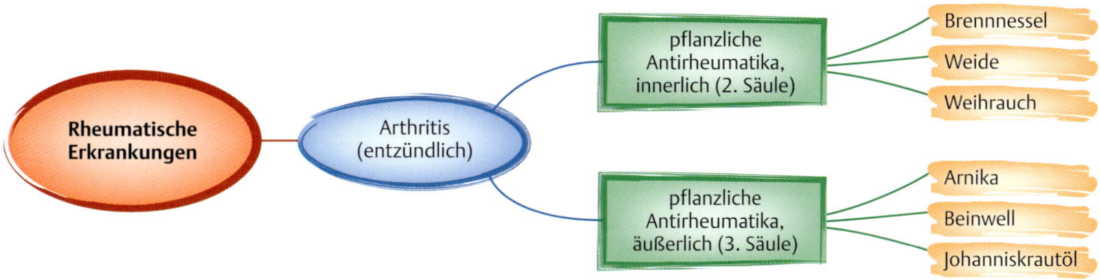

26.2 Rheumatische Erkrankungen: Therapie Arthritis

Bild	Pflanze	Inhaltsstoffe	Wirkungen	Anwendung
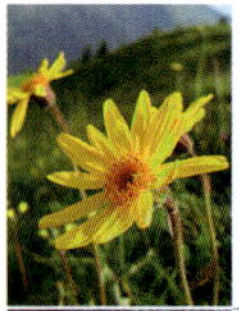	**Arnika** *Arnica montana* Arnicae flos	Bitterstoffe (Sesquiterpenlactone), Flavonoide, ätherische Öle, Phenolcarbonsäuren, Polysaccharide, Cumarine	cortisonähnlich entzündungshemmend, schmerzlindernd, antiödematös, durchblutungs- und resorptionsfördernd	Äußerlich: entzündlich-rheumatische Muskel- und Gelenkschmerzen, Schwellungsschmerzen und Gelenksteifigkeit. Studien bei Arthritis im Kniegelenk und Fingerpolyarthrose belegen Wirkung.
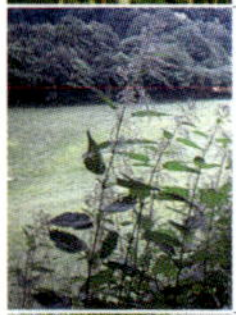	**Brennnessel** *Urtica dioica* Urticae herba	Caffeoyläpfelsäure, Mineralstoffe, Acetylcholin, ungesättigte Fettsäuren, Flavonoide	Brennnessel hemmt Zytokine, wirkt damit primär entzündungshemmend und reduziert deutlich Schmerz und Bewegungseinschränkung – sowohl bei degenerativen als auch bei entzündlichen rheumatischen Erkrankungen.	Unterstützende Behandlung rheumatischer Beschwerden, Vorbeugung und Therapie degenerativer, arthrotischer und neuralgischer Leiden, Lumbago, Ischialgie, Tendinosen u. v. m.
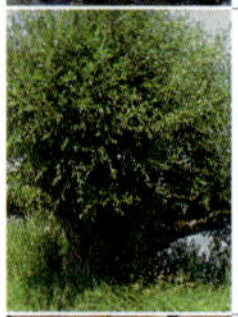	**Weide** *Salix alba* Salicis cortex	1,5–11 % Salicylderivate, Gerbstoffe, Kaffeesäurederivate, Flavonoide	Entzündungshemmend, schmerzlindernd, antirheumatisch. Fiebersenkend. Salicin wird als sog. Prodrug metabolisiert, deshalb Wirkung erst nach 2–3 Std., dafür aber lang anhaltend (ca. 12 Std. lang).	Fieberhafte Erkrankungen, rheumatische Beschwerden, Arthrose, chronische Kopfschmerzen. Bei chronischen rheumatischen Schmerzzuständen nebenwirkungsfrei für Langzeittherapie geeignet.
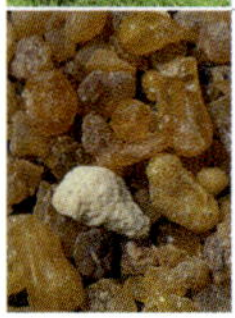	**Weihrauch** *Boswellia serrata* Olibanum graminis	50–70 % Harze mit Boswelliasäuren, 4–8 % ätherische Öle	entzündungshemmend und schmerzlindernd, ödemhemmend, immunsuppressiv	Begleittherapie bei Polyarthritis zur Linderung von Schmerzen, Schwellung und Gelenksteifigkeit. Verringert Verbrauch an NSAR.

Praxistipps

Coolpacks mit Trockenerbsen/Kirschkernen gefüllt

Ein kleines Stoffkissen, zur Hälfte gefüllt mit Kirschkernen oder Trockenerbsen, im Gefrierschrank 2 Std. durchgekühlt, auf die betroffene Stelle legen: einfache, kostengünstige, sehr effektive Kälteanwendung. Am besten immer 2–3 Erbsen-Säckchen im Austausch bereithalten. Solche Coolpacks schmiegen sich sanft auf die betroffene Stelle. Genauso als *Wärmeanwendung:* sie schenken lang anhaltende Wärme, gefahrlos und ohne Nebenwirkungen, langfristig und selbstständig anwendbar: Säckchen in Mikrowelle erwärmen (600 Watt, 1–2 Min., mit 1 Tasse Wasser; bei Anwendung stets wieder aufschütteln, damit die inneren heißen Kirschkerne nach außen gelangen).

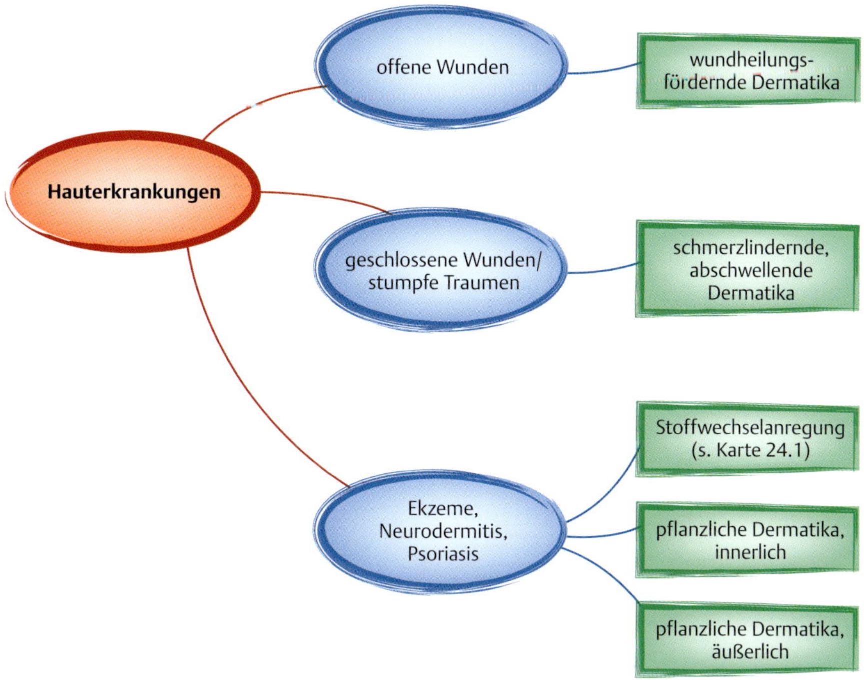
Hauterkrankungen
offene Wunden
wundheilungs-fördernde Dermatika
geschlossene Wunden/ stumpfe Traumen
schmerzlindernde, abschwellende Dermatika
Ekzeme, Neurodermitis, Psoriasis
Stoffwechselanregung (s. Karte 24.1)
pflanzliche Dermatika, innerlich
pflanzliche Dermatika, äußerlich

Therapiegrundsätze bei offenen Wunden: Wundheilung

- granulationsfördernd
- antibakteriell
- blutstillend
- entzündungshemmend

Therapiegrundsätze bei geschlossenen Wunden/ stumpfen Traumen

- antiödematös
- schmerzlindernd
- entzündungshemmend

Therapiegrundsätze bei Ekzemen: „3-Säulen-Therapie“

1. **Stoffwechselanregung** (Entgiftung):
   - zur Entlastung der Haut über die Ausscheidungsorgane Nieren, Leber, Darm
2. **Pflanzliche Dermatika**, innerlich:
   - zur Linderung von Entzündung und Juckreiz
3. **Pflanzliche Dermatika**, äußerlich:
   - zur Linderung von Entzündung und Juckreiz
   - zur Stärkung der Hautbarriere

! Merke: Zusätzlich bei:
- **Neurodermitis: Substitution mit Gamma-Linolensäure**
- **Psoriasis: Antiproliferative Arzneidrogen**

28.1 Hauterkrankungen: Therapie offene Wunden

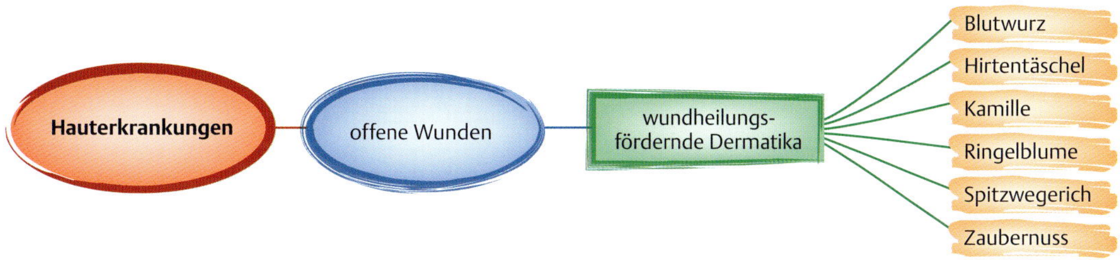

28.2 Hauterkrankungen: Therapie offene Wunden

Bild	Pflanze	Inhaltsstoffe	Wirkungen	Anwendung
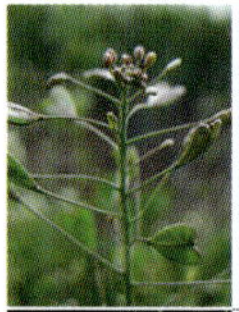	**Hirtentäschel** *Capsella bursa pastoris* Bursae pastoris herba	Flavonoide, Phenylcarbonsäuren, biogene Amine (u. a. Acetylcholn, Tyramin)	lokal hämostyptisch (blutstillend)	oberflächliche und blutende Hautverletzungen, Nasen- und Zahnfleischbluten als lokales Hämostyptikum, nach Zahnextraktionen, bei Nasenbluten Tee/Tinktur „hochschnupfen“
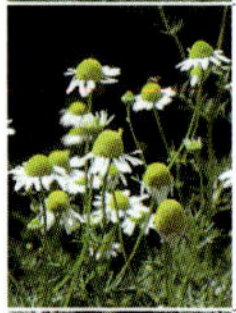	**Kamille** *Matricaria recutita* Matricariae flos	0,3–1,4 % ätherisches Öl (Chamazulen, Bisabolol), Schleimstoffe, Flavonoide, Cumarine	**äußerliche Anwendung:** wundheilungs- und granulationsfördernd, entzündungshemmend, antibakteriell, antimykotisch, hautstoffwechselanregend	**äußerliche Anwendung:** Schlecht heilende Wunden, akute Haut- und Schleimhautentzündungen, Panaritium, Candidosen (Mundsoor), Hämorrhoiden, Analfissuren, Erkrankungen im Genitalbereich (Sitzbäder).
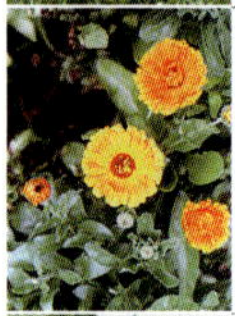	**Ringelblume** *Calendula officinalis* Caendulae flos	2–10 % Triterpensaponine, Flavonoide, 0,02–4,7 % Carotinoide (Lutein), Cumarine, Schleimstoffe, ätherisches Öl	**äußerliche Anwendung:** wundheilungs- und granulationsfördernd, entzündungshemmend, lymphabflussfördernd, antiödematös, antibakteriell	**äußerliche Anwendung:** Entzündungen von Haut und Schleimhaut, Geschwüre, Ekzeme. Schlecht heilende Wunden, Dekubitus. Brustdrüsenentzündungen, Windeldermatitis; zur Pflege trockener, rissiger Haut.
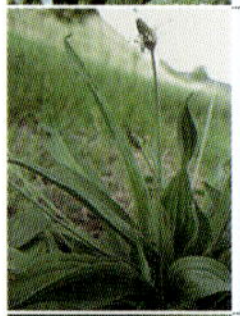	**Spitzwegerich** *Plantago lanceolata* Plantaginis lanceolatae folium	2–3 % Iridoidglykoside (Aucubin, Catalpol u. a.), 3–8 % Phenylethanoide (Acteosid), Schleimstoffe, 2–6 % Gerbstoffe, Flavonoide	**äußerliche Anwendung:** wundheilungsfördernd, antibakteriell, entzündungshemmend, reizlindernd, adstringierend, hämostyptisch	**äußerliche Anwendung:** Hautverletzungen, Kontaktallergien, Insektenstiche, leichte Verbrennungen, Sonnenbrand. Zur ersten Wundversorgung vielfach bewährt!
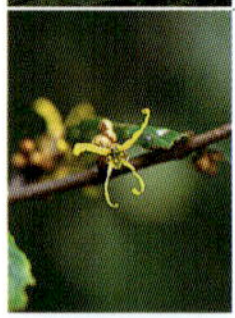	**Zaubernuss** *Hamamelis virginiana* Hamamelidis folium/cortex	**Blätter:** 3–8 % Gerbstoffe, Proanthocyanidine, Flavonoide, Kaffeesäurederivate, bis 5 % ätherisches Öl **Rinde:** 8–12 % Gerbstoffe, bis 0,5 % ätherisches Öl	**äußerliche Anwendung:** adstringierend, entzündungshemmend, lokal hämostyptisch und wundheilungsfördernd	**äußerliche Anwendung:** Zur Wundheilung, Hautverletzungen. Zur Dammschnittpflege, Analfissuren, Hämorrhoiden, Entzündungen im Genitalbereich. Zur Pflege trockener Altershaut. Ekzeme, Neurodermitis, Milchschorf, Windeldermatitis.

Hauterkrankungen: Therapie geschlossene Wunden/stumpfe Traumen

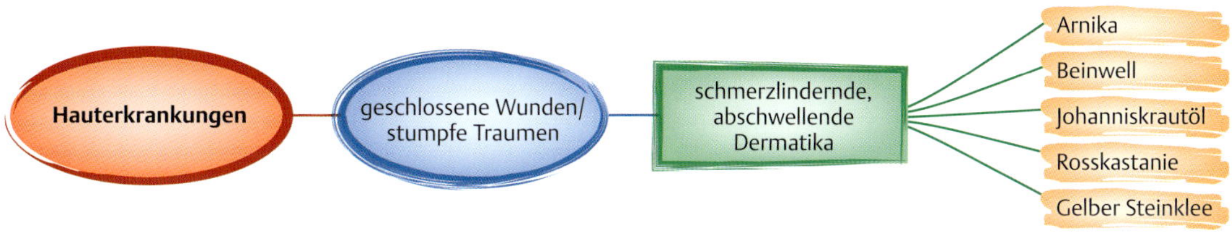

29.2 Hauterkrankungen: Therapie geschlossene Wunden/stumpfe Traumen

Bild	Pflanze	Inhaltsstoffe	Wirkungen	Anwendung
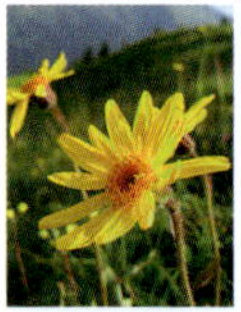	**Arnika** *Arnica montana* Arnicae flos	Bitterstoffe (u. a. Helenalin), Flavonoide, ätherisches Öl (u. a. Thymol), Phenolcarbonsäuren, Cumarine	äußerliche Anwendung: entzündungshemmend, antiseptisch und antimykotisch, schmerzlindernd bei Entzündungs- und Schwellungsschmerzen, antiödematös, durchblutungs- und resorptionsfördernd; immunstimulierend	**äußerliche Anwendung:** Blutergüsse, Zerrungen, Prellungen, Quetschungen, Frakturödeme; schwer heilende, schmierige Wunden mit schlechter Granulationsbildung, bei beginnender Lymphangitis und Phlegmone, Furunkulose, Insektenstiche; zur Schmerzlinderung bei Karpaltunnelsyndrom, Venenentzündungen. Entzündungen im Mund- und Rachenraum, rheumatische Muskel- und Gelenkschmerzen
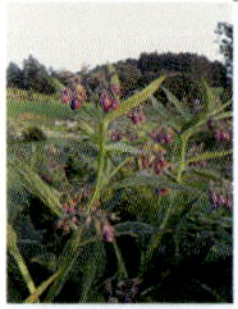	**Beinwell** *Symphytum officinalis* Symphyti radix/herba/folium	Schleimstoffe, bis 1,5 % Allantoin, 4–6 % Gerbstoffe, Rosmarinsäure, Cholin	**äußerliche Anwendung:** Schmerzlindernd, entzündungshemmend, abschwellend, wundreinigend und lokal reizmildernd. Fördert die Kallusbildung bei Frakturen.	**äußerliche Anwendung:** Blutergüsse, Zerrungen, Prellungen, Quetschungen, Frakturen, Sehnenscheiden- und Schleimbeutelentzündungen, Knochenhaut- und Venenentzündungen; schwer heilende, schmierige Wunden mit schlechter Granulationsbildung, Ulcus cruris, Furunkel. Narbenschmerzen
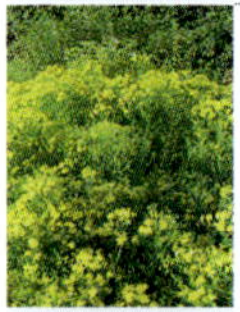	**Johanniskrautöl** *Hypericum perforatum* Hyperici oleum	0,1–0,3 % Gesamthypericine, 2–4 % Phloroglucinderivate (u. a. Hyperforin), Flavonoide, 6–15 % Gerbstoffe	**äußerliche Anwendung:** durchblutungsfördernd, schmerzstillend, entzündungshemmend	**äußerliche Anwendung:** Prellungen, Verrenkungen, Verstauchungen; schlecht heilende, infizierte Wunden, als Prophylaxe und Therapie bei Dekubitus, Verbrennungen, Neuralgien, begleitend bei Herpes zoster und rheumatischen Beschwerden; Ekzeme.
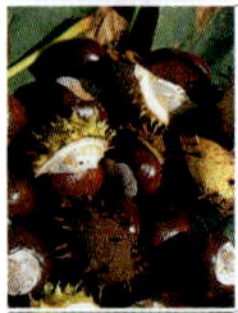	**Rosskastanie** *Aesculus hippocastanum* Hippocastani semen	3–10 % Saponine (Aescin), Flavonoide	**äußerliche Anwendung: ödemhemmend,** entzündungshemmend, zusammenziehend	**äußerliche Anwendung:** posttraumatische und postoperative Weichteilschwellungen, zur Hämatomresorption; chronische venöse Insuffizienz, Thrombophlebitis
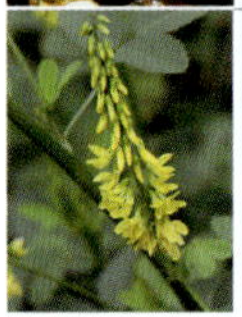	**Gelber Steinklee** *Melilotus officinalis* Meliloti herba	Cumarine, Flavonoide, Saponine, Schleim, ätherische Öle	**äußerliche Anwendung:** ödemhemmend, entzündungshemmend, lymphokinetisch, wundheilungsfördernd	**äußerliche Anwendung:** Prellungen, Verstauchungen und Blutergüsse, chronische venöse Insuffizienz, Lymphangitis, Lymphödem, Lymph- und Venenstauungen, verhärtete Lymphknoten, Stauungsödeme, entzündliche Schwellungen

30.1 Hauterkrankungen: Therapie Ekzeme

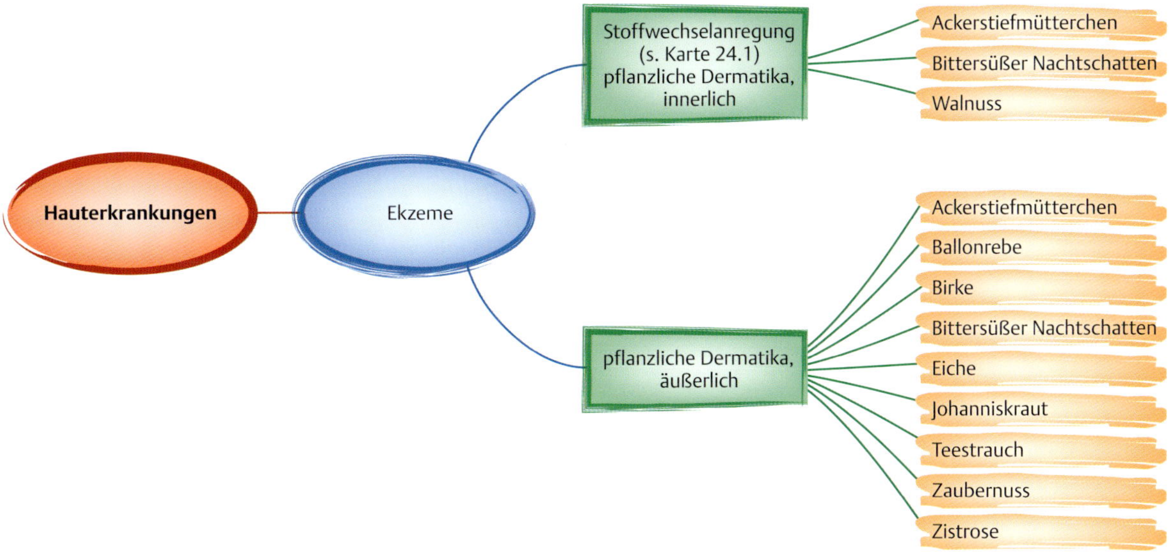

30.2 Hauterkrankungen: Therapie Ekzeme

Bild	Pflanze	Inhaltsstoffe	Wirkungen	Anwendung
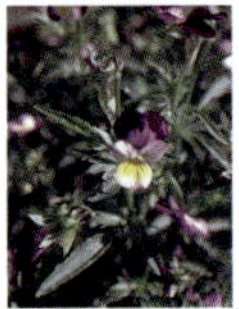	**Ackerstiefmütterchen** *Viola tricolor* Viola tricoloris herba	Flavonoide, ca. 10 % Schleimstoffe, saponinähnlich wirkende Peptide, 0,06–0,3 % Methasalicylglykosid, Gerbstoffe	**innerliche und äußerliche Anwendung:** entzündungshemmend, stoffwechselfördernd (innerlich), schweißtreibend (innerlich), antioxidativ und kortisonähnlich	Chronische Ekzeme, Milchschorf, leichte seborrhoische Hauterkrankungen, Impetigo, Juckreiz, Akne, Säuglingsekzeme und Windeldermatitis. Sehr bewährt in der Pädiatrie!
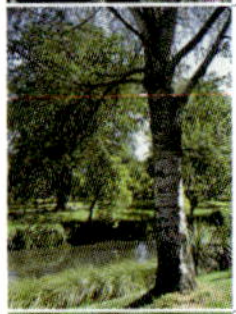	**Birke** *Betula pendula* Betula cortex	das aus der Birkenrinde gewonnene Betulin	**äußerliche Anwendung:** antitumoral, antioxidativ, wundheilungsfördernd, antimikrobiell, entzündungshemmend, hautschützend durch Verbesserung der Hautbarriere, regenerativ, juckreizlindernd	**äußerliche Anwendung:** Förderung der Wundheilung, Infektionen und Ekzeme der Hautfalten (Intertrigo, Fußpilz), Aktinische Keratose, Basispflege bei Neurodermitis und Psoriasis
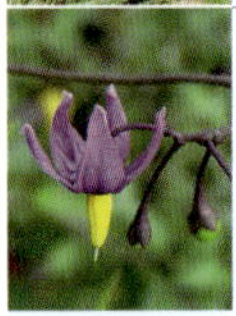	**Bittersüßer Nachtschatten** *Solanum dulcamara* Dulcamarae stipes	Steroidalkaloide, Steroidsaponine, 10 % Gerbstoffe	**innerliche und äußerliche Anwendung:** entzündungshemmend, juckreizlindernd, kortisonähnlich, oberflächenanästhesierend, adstringierend, antiallergisch und antimokrobiell. Innerlich stoffwechselfördernd.	**innerliche und äußerliche Anwendung:** Chronische Ekzeme, allergische Dermatitis, juckende Dermatosen, Neurodermitis, Milchschorf, Urtikaria, Hautallergien. Innerlich adjuvant auch bei entzündlich rheumatischen Erkrankungen.
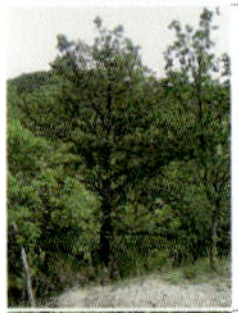	**Eiche** *Quercus robur* Quercus cortex	8–20 % Catechingerbstoffe, Flavonoide	**äußerliche Anwendung:** adstringierend, leicht entzündungshemmend, sekretionshemmend und gewebeverdichtend, keimhemmend und virustatisch, antioxidativ	**äußerliche Anwendung: Mittel der Wahl bei nässenden Ekzemen.** Entzündliche Hauterkrankungen mit Juckreiz, Analfissuren, Hämorrhoiden, Windeldermatitis, Intertrigo, Verbrennungen.
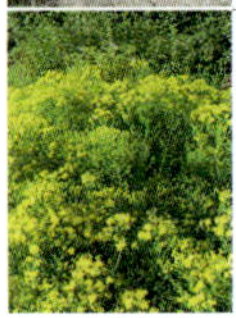	**Johanniskraut** *Hypericum perforatum* Hyperici oleum	0,1–0,3 % Gesamthypericine, 2–4 % Phloroglucinderivate (u. a. Hyperforin), Flavonoide, 6–15 % Gerbstoffe	**äußerliche Anwendung:** wundheilungsfördernd, antibakteriell, antiphlogistisch, durchblutungsfördernd, fördert die Regeneration der oberen Hautschicht, unterstützt die Hautbarriere	**äußerliche Anwendung:** Neurodermitis, trockene Ekzeme, Vorbeugung vor Superinfektion mit Staphylokokken

Hauterkrankungen: Therapie Neurodermitis/Psoriasis

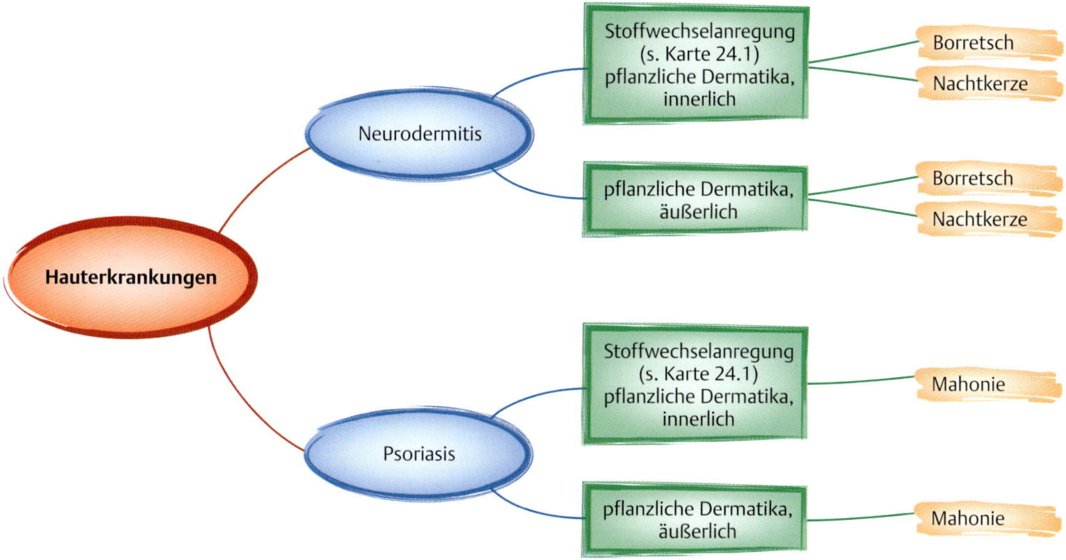

31.2 Hauterkrankungen: Therapie Neurodermitis/Psoriasis

Bild	Pflanze	Inhaltsstoffe	Wirkungen	Anwendung
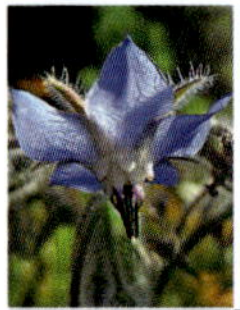	**Borretsch** *Borago officinalis* Oleum boraginis semen	essenzielle ungesättigte Fettsäuren (Linolensäure, bis 20 % Gamma-Linolensäure)	**innerliche und äußerliche Anwendung:** entzündungshemmend, immunmodulierend (innerlich)	Neurodermitis
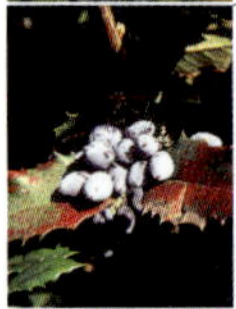	**Mahonie** *Mahonia aquifolium* Mahoniae cortex	Alkaloide (u. a. Berberin)	**innerliche und äußerliche Anwendung:** entzündungshemmend, antiproliferativ, antiseborrhoisch, antibakteriell und antimykotisch, keratolytisch	leichte bis mittelschwere Psoriasis, Seborrhö, Acne vulgaris
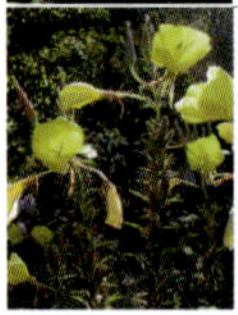	**Nachtkerze** *Oenothera biennis* Oleum oenotherae semen	essenzielle ungesättigte Fettsäuren (60–80 % Linolensäure, 8–14 % Gamma-Linolensäure)	**innerliche und äußerliche Anwendung:** entzündungshemmend, immunmodulierend (innerlich)	Neurodermitis, zur Pflege und Behandlung bei empfindlicher, trockener Haut innerlich auch bei Erkrankungen des Herz-Kreislauf-Systems, bei rheumatischen Erkrankungen, PMS, Allergien, Autoimmunerkrankungen

Exkurs

Aufgaben von Gamma-Linolensäure im Körper

Gamma-Linolensäre unterstützt den Aufbau der Hautbarriere, verhindert so das Austrocknen der Haut und stärkt deren Abwehrkraft. Des Weiteren hat sie eine immunmodulierende Wirkung und wird bei Allergien und Autoimmunerkrankungen eingesetzt. Durch die Beteiligung an der Bildung von Geschlechtshormonen werden gamma-linolenhaltige Öle auch zur Behandlung hormoneller Störungen eingesetzt.

Praxistipp

Pfefferminzwaschung bei Juckreiz

1 TL Pfefferminzblätter mit 300 ml kochendem Wasser überbrühen, 10 Min. bedeckt ziehen lassen, abgießen und den Tee in 1 l Waschwasser geben. Alternativ: 1–3 Tr. ätherisches Pfefferminzöl in 1 l Wasser in eine Flasche geben und durch kräftiges Schütteln verteilen. Mit dieser Mischung den juckenden Körperteil abwaschen.

32.1 Herz-, Kreislauf- und Gefäßerkrankungen

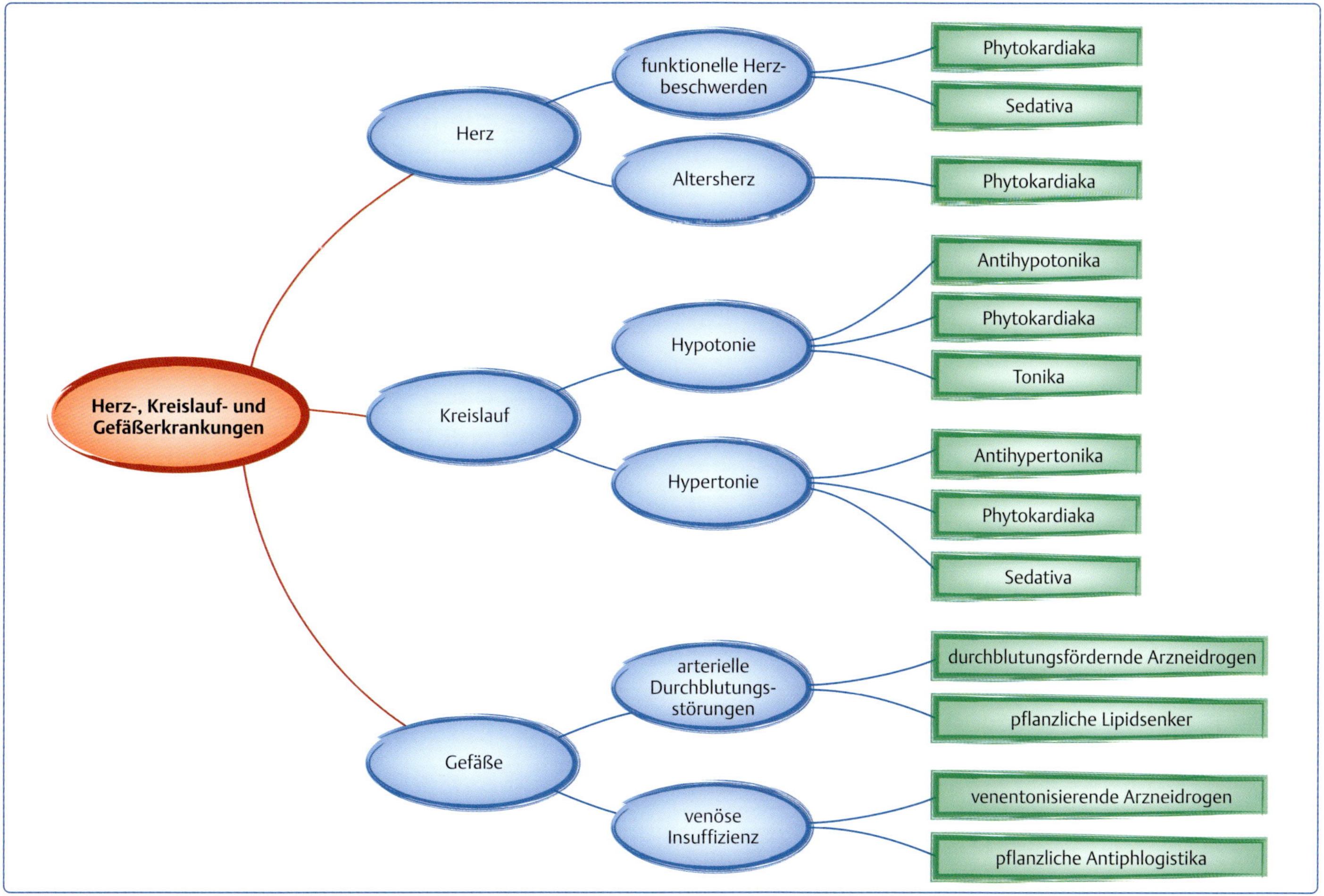

Therapiegrundsätze bei funktionellen Herzbeschwerden

- **Phytokardiaka:**
  - herzkraftstärkend
  - herzrhythmusstabilisierend
  - blutdruckregulierend
- beruhigende **Sedativa**

Therapiegrundsätze beim Altersherz

- **Phytokardiaka** (s.o.)

Therapiegrundsätze bei Hypotonie

- durchblutungsfördernde **Hypotonika**
- **Phytokardiaka** (s.o.)
- stärkende **Tonika**

Therapiegrundsätze bei Hypertonie

- vasodilatierende (gefäßerweiternde) **Antihypertonika**
- **Phytokardiaka** (s.o.)
- beruhigende **Sedativa**

Therapiegrundsätze bei arteriellen Durchblutungsstörungen

- **durchblutungsfördernde Arzneidrogen** zur Verbesserung der Fließeigenschaft des Blutes
- **pflanzliche Lipidsenker**

Therapiegrundsätze bei venöser Insuffizienz

- **venentonisierende Arzneidrogen:**
  - fördern den venösen Rückfluss
  - gefäßabdichtend, ödemhemmend
- **pflanzliche Antiphlogistika**

33.1 Herz-, Kreislauf- und Gefäßerkrankungen: funktionelle Herzerkrankungen/Altersherz

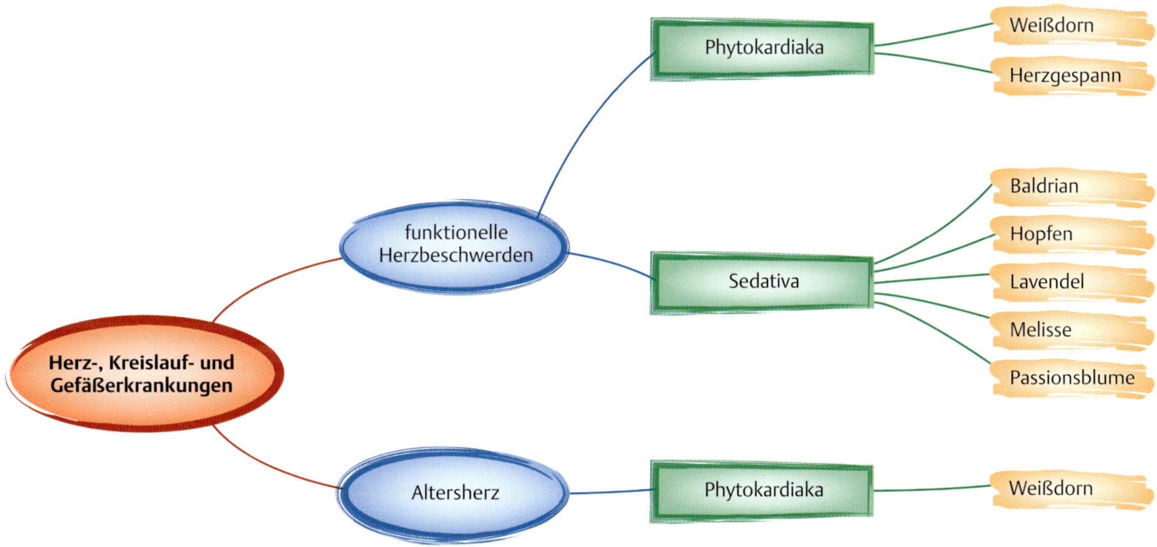

33.2 Herz-, Kreislauf- und Gefäßerkrankungen: funktionelle Herzerkrankungen/Altersherz

Bild	Pflanze	Inhaltsstoffe	Wirkungen	Anwendung
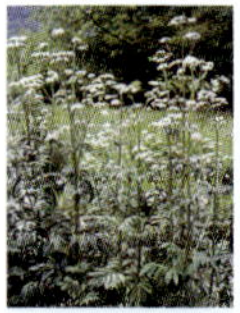	**Baldrian** *Valeriana officinalis* Valerianae radix	0,5–1,5 % ätherisches Öl, Valerensäure, 0,5–2 % Valepotriate	**Einnahme am Tag:** beruhigend und entkrampfend, psychisch ausgleichend, antriebssteigernd. **Einnahme am Abend**: Verkürzung der Einschlafzeit, Verbesserung der Schlafqualität	Nervöse Erregungs- und Unruhezustände und nervös bedingte (Ein-)Schlafstörungen, nervöse Herz- und Magenbeschwerden. Lampenfieber, Prüfungsangst, Angst- und Spannungszustände, nervöse Erschöpfungszustände.
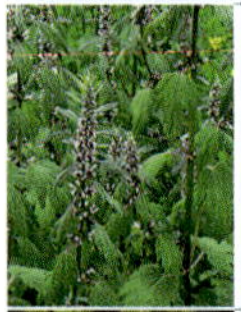	**Herzgespann** *Leonurus cardiaca* Leonuri cardiacae herba	Iridoide, Bitterstoffe, Flavonoide, Gerbstoffe, Cholin, Alkaloide	negativ chronotrop (verlangsamt die Schlagfrequenz), schwach blutdrucksenkend, beruhigend	nervöse Herzbeschwerden, auch bei Hyperthyreose und im Klimakterium, Roemheld-Syndrom
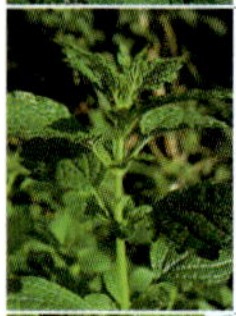	**Melisse** *Melissa officinalis* Melissae folium	0,02–0,2 % ätherisches Öl, Flavonoide, Gerbstoffe, Phenylcarbonsäuren, Bitterstoffe	beruhigend, stresslösend, entblähend, krampflösend	Nervöse Herzbeschwerden, nervöse Verdauungsbeschwerden, Einschlafstörungen, Erschöpfungszustände. Mildes Beruhigungsmittel.
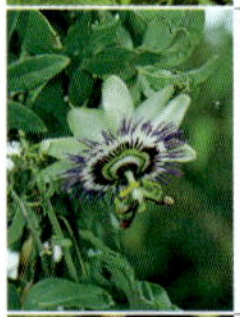	**Passionsblume** *Passiflora incarnata* Passiflorae herba	Flavonoide, Cumarinderivate	mild beruhigend, schlaffördernd, krampflösend und angstlösend. herzfrequenz- und blutdrucksenkend	Nervöse Unruhe, auch in Verbindung mit Angstzuständen, neurovegetativer Dystonie, Depression, Kreislaufschwäche, klimakteriums- und wetterbedingten Beschwerden. Mit Weißdorn zusammen herzberuhigend.
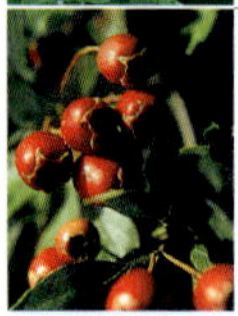	**Weißdorn** *Crataegus monogyna/laevigata* Crataegi folium cum flos/fructus	1–2 % Flavonoide, 0,4–1 % Procyanidine, biogene Amine, Triterpensäuren, Tyramin, Phenolcarbonsäuren, Sterole, Gerbstoffe, Polysaccharide	Weißdorn unterstützt das Herz in allen Phasen: er stärkt die Herzkraft, den Herzmuskel und den Herzrhythmus, reguliert den Blutdruck und unterstützt das Herz zusätzlich bei Unruhe, Nervosität, Angstzuständen und Schlafstörungen.	Funktionelle Herzbeschwerden (hier steht er an 1. Stelle!), koronare Herzkrankheit, leichte Formen der Herzinsuffizienz, Mittel der Wahl beim Altersherz. Herzrhythmusstörungen, Angina pectoris.

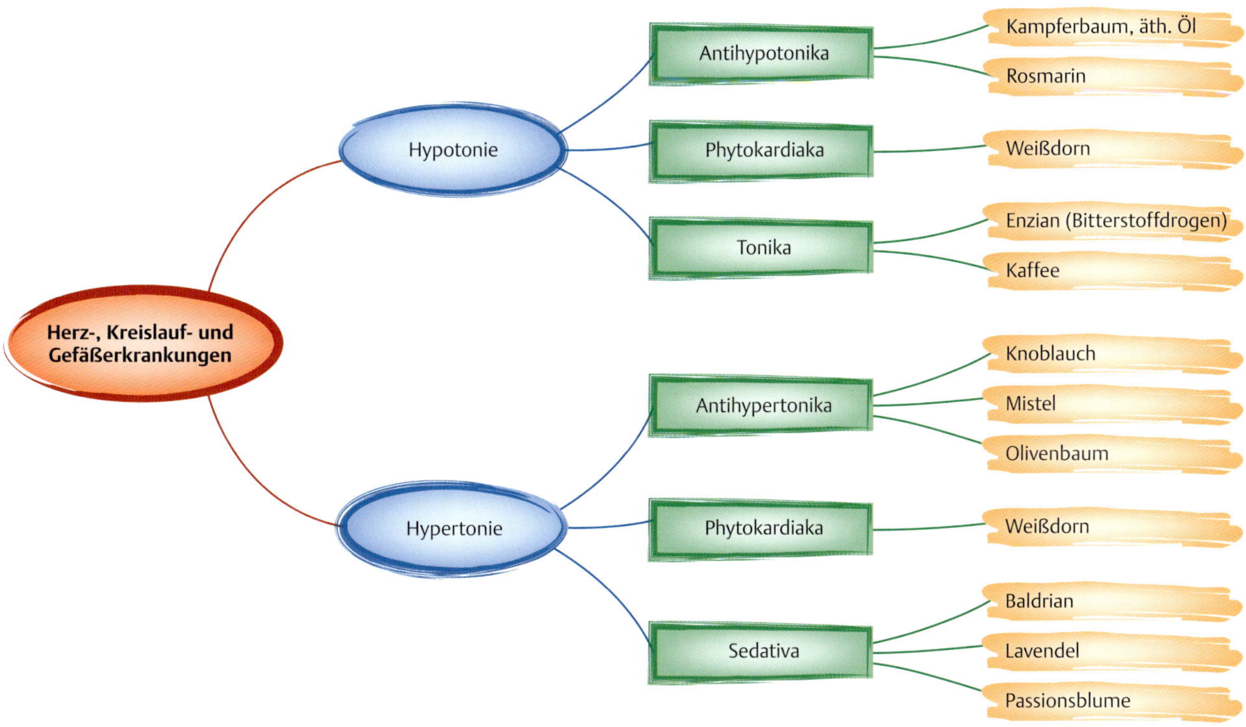
Herz-, Kreislauf- und Gefäßerkrankungen
Hypotonie
Antihypotonika
Kampferbaum, äth. Öl
Rosmarin
Phytokardiaka
Weißdorn
Tonika
Enzian (Bitterstoffdrogen)
Kaffee
Hypertonie
Antihypertonika
Knoblauch
Mistel
Olivenbaum
Phytokardiaka
Weißdorn
Sedativa
Baldrian
Lavendel
Passionsblume

Bild	Pflanze	Inhaltsstoffe	Wirkungen	Anwendung
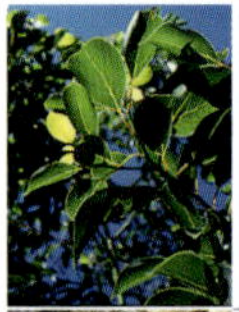	**Kampferbaum** *Cinnamomum camphora* Campher aetheroleum	Kampfer	kreislauftonisierend	hypotone Kreislaufregulationsstörungen
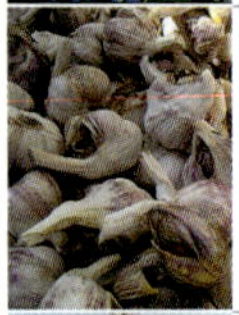	**Knoblauch** *Allium sativum* Alli sativi bulbus	Alllicin (Abbauprodukt des Allin), Lauchöl, Schleimstoffe, Steroide, Vitamine, Cholin, Adenosin	Mild blutdrucksenkend, vasodilatativ, lipidsenkend, thrombozytenaggregationshemmend. Antibakteriell, antiviral, antimykotisch, verdauungsanregend.	leichtere Formen essenzieller Hypertonie, auch adjuvant bei Hypertonie, Hyperlipidämie, Arteriosklerose und zur Vorbeugung altersbedingter Gefäßerkrankungen
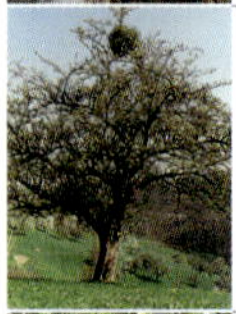	**Mistel** *Viscum album* Visci albi herba	Lektine, biogene Amine (u. a. Cholin), Flavonoide, Lignane, Kaffeesäurederivate, Triterpensäuren	**Einnahme:** mild blutdrucksenkend	leichtere Formen essenzieller Hypertonie, auch adjuvant bei Hypertonie
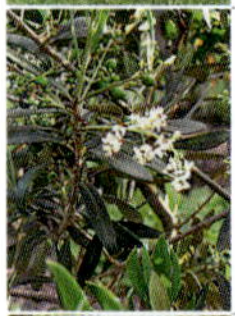	**Olivenbaum** *Olea europea* Olivae oleum/folium	Iridoidglykoside (v. a. Oleuropein), Elenolsäure	**Blätter:** mild blutdrucksenkend **Öl:** antiatherosklerotisch	leichtere Formen essenzieller Hypertonie, auch adjuvant bei Hypertonie
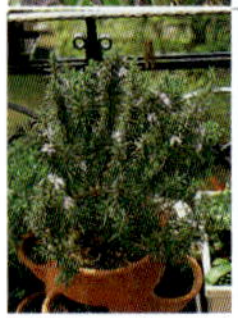	**Rosmarin** *Rosmarinus officinalis* Rosmarini folium	1,0–2,5 % ätherisches Öl (u. a. 1,8-Cineol und Kampfer), Lamiaceengerbstoffe, Bitterstoffe	Steigerung des Koronardurchflusses, stimulierend, positiv inotrop	Kreislaufbeschwerden mit Hypotonie, koronare Herzkrankheit, (chronische) Schwächezustände

Praxistipp

Besonders bei Hypotonie unterstützen Bitterstoffe als Tee, Tinktur oder in der Ernährung den Kreislauf.

Herz-, Kreislauf- und Gefäßerkrankungen: Therapie Gefäßerkrankungen

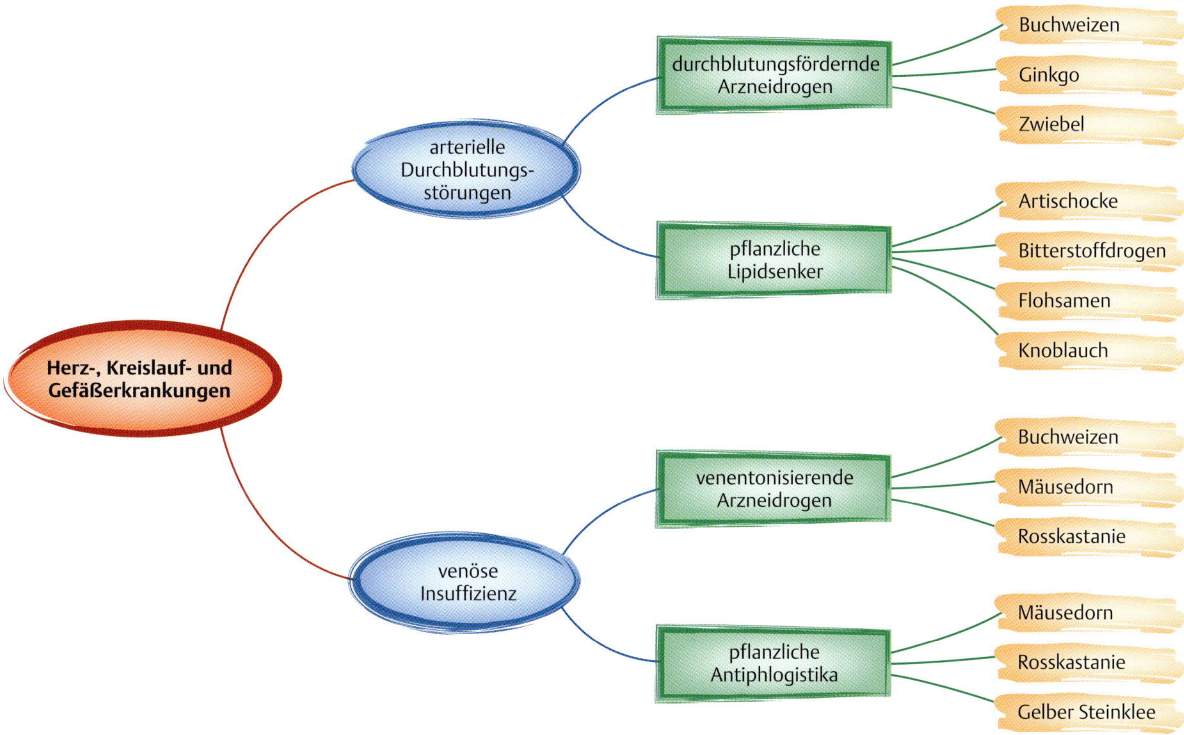

Info: Weitere Amara (Bitterstoffe) siehe Karte 9.1.

Bild	Pflanze	Inhaltsstoffe	Wirkungen	Anwendung
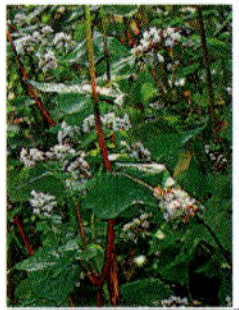	**Buchweizen** *Fagopyrum esculentum* Fagopyri herba	bis zu 6% Flavonoide (bis zu 90% Rutin), Kaffeesäurederivate, Phenylcarbonsäure, Fagopyrin	Ödemprotektiv, antihämorrhagisch, antioxidativ. Verbessert die Elastizität der Gefäßwände und fördert die Mikrozirkulation.	chronisch venöse Insuffizienz Stadium I–II, Ödeme, periphere Durchblutungsstörungen, Ulcus cruris, Mikrozirkulationsstörungen, Arterioskleroseprophylaxe
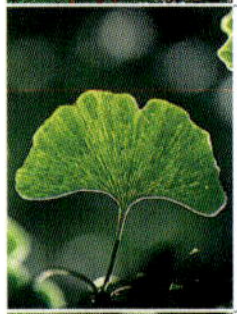	**Ginkgo** *Ginkgo biloba* Ginkgo bilobae folium	5–7% Terpenlaktone, 22–27% Flavonoide, 4–10% Proanthocyanidine, Biflavone, 2,5–3,2% Bilobalid, 1–2% Ginkgolsäuren	Thrombozytenaggregationshemmend, antioxidativ, neuroprotektiv, fördert die Mikrozirkulation, stabilisiert die Gefäßwände und reguliert den Gefäßtonus.	Hirnleistungsstörungen, periphere arterielle Verschlusskrankheit, Schwindel und Tinnitus
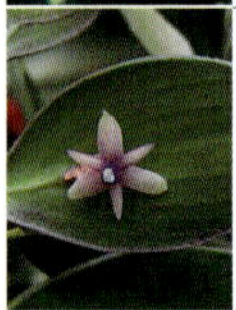	**Stacheliger Mäusedorn** *Ruscus aculeatus* Ruscus aculeati rhizoma	4–6% Steroidsaponine (u. a. Ruscin und Ruscosid), ätherische Öle, Harz und Mineralien (u. a. Ca und K)	Erhöhung des Venentonus, kapillarabdichtend, antiphlogistisch, antiexsudativ und aquaretisch. Bindegewebsstärkend.	Adjuvant bei chronisch venöser Insuffizienz. „Stützstrumpf von innen“.
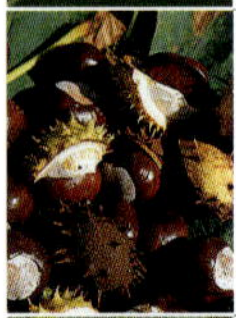	**Rosskastanie** *Aesculus hippocastanum* Hippocastani semen	3–10% Saponine (Aescin), Flavonoide	venentonisierend, schwellungshemmend, antiexsudativ, kapillarresistenzsteigernd, ödemprotektiv, zusammenziehend, entzündungshemmend und gewebsentwässernd	chronische venöse Insuffizienz, Thrombophlebitis, postthrombotisches Syndrom, Ulcus cruris, posttraumatische und postoperative Weichteilschwellungen, zur Hämatomresorption
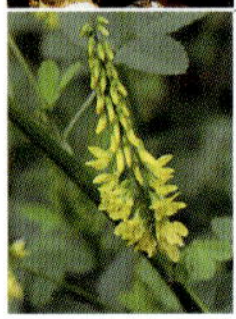	**Gelber Steinklee** *Melilotus officinalis* Meliloti herba	Cumarine, Flavonoide, Saponine, Schleim, ätherische Öle	antiödematös, kapillarresistenzsteigernd, entzündungshemmend, lymphokinetisch	chronische venöse Insuffizienz, thrombophlebitisches und postthrombotisches Syndrom, Phlebitis, Lymph- und Venenstauungen

Praxistipp

Haferkleie

Die tägliche Einnahme von 50–100 g Haferkleie wirkt signifikant blutfettsenkend.

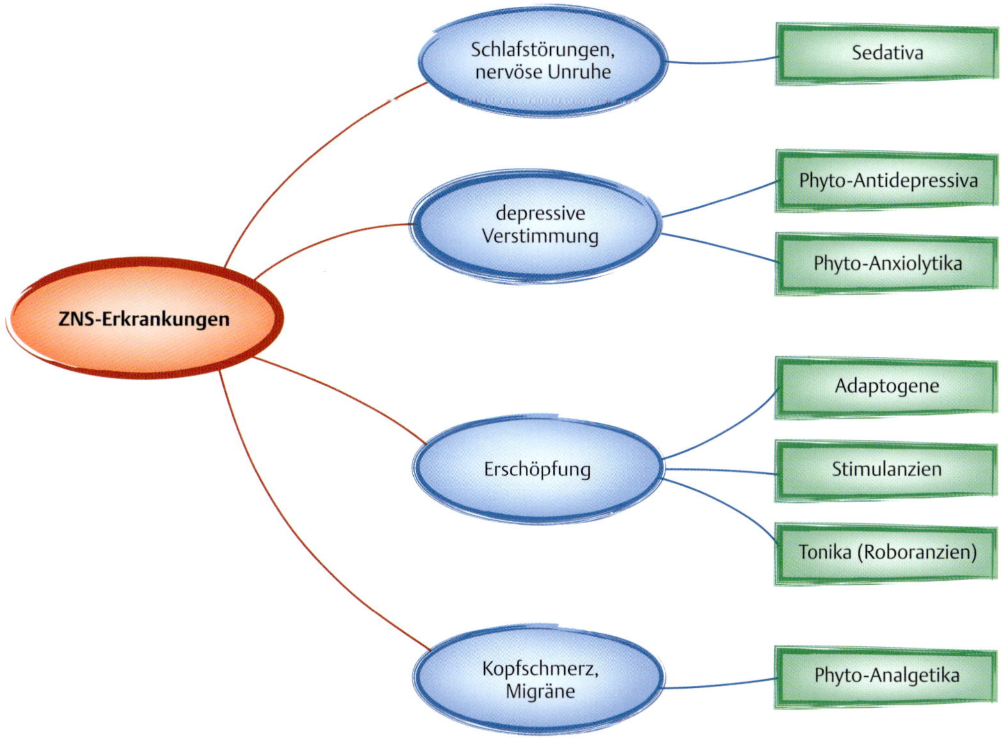
ZNS-Erkrankungen
Schlafstörungen, nervöse Unruhe
Sedativa
depressive Verstimmung
Phyto-Antidepressiva
Phyto-Anxiolytika
Erschöpfung
Adaptogene
Stimulanzien
Tonika (Roboranzien)
Kopfschmerz, Migräne
Phyto-Analgetika

Therapiegrundsätze bei Schlafstörungen/nervöser Unruhe

Pflanzliche **Sedativa**

- schlafanstoßend
- Verbesserung der Schlafqualität
- kein Hang-over

Therapiegrundsätze bei depressiven Verstimmungen und Ängsten

- stimmungsaufhellende **Antidepressiva**
- Angst und Spannung lösende **Phyto-Anxiolytika**

Therapiegrundsätze bei Erschöpfung

- **Adaptogene** bewirken eine verbesserte Anpassung des Organismus an Stresssituationen.
- **Stimulanzien** regen mit ihrem Koffeingehalt das ZNS an.
- **Tonika (Roboranzien)** regen aufgrund ihres Bitter- und Scharfstoffgehaltes den gesamten Organismus an.

Therapiegrundsätze bei Kopfschmerz und Migräne

- schmerzlindernde, gefäßentkrampfende **Phyto-Analgetika**

37.1 ZNS-Erkrankungen: Therapie Schlafstörungen/nervöse Unruhe

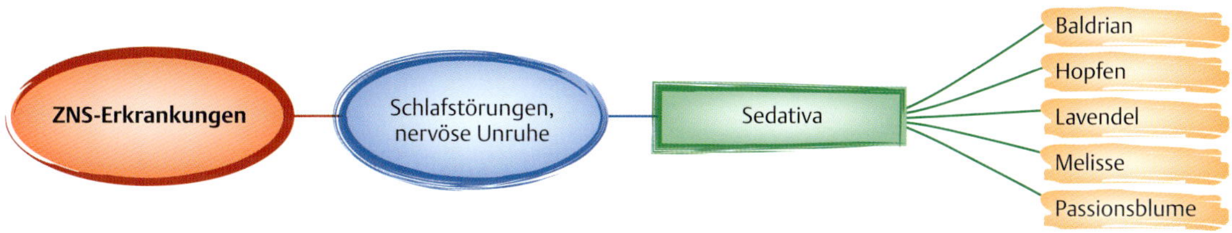

37.2 ZNS-Erkrankungen: Therapie Schlafstörungen/nervöse Unruhe

Bild	Pflanze	Inhaltsstoffe	Wirkungen	Anwendung
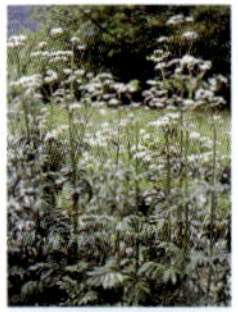	**Baldrian** *Valeriana officinalis* Valerianae radix	0,5–1,5 % ätherisches Öl, Valerensäuren, 0,5–2 % Valepotriate	Einnahme abends: fördert Schlafbereitschaft, verkürzt Einschlafzeit, verbessert Schlafqualität. Einnahme tagsüber: beruhigt, gleicht aus, steigert Konzentrations- und Leistungsvermögen, bessert Bewältigung von Stress.	Nervöse Erregungs- und Unruhezustände und nervös bedingte (Ein-) Schlafstörungen, nervöse Herz- und Magenbeschwerden. Prüfungsangst, Angst- und Spannungszustände, nervöse Erschöpfung.
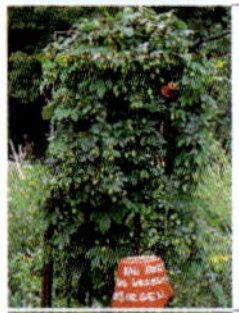	**Hopfen** *Humulus lupulus* Lupuli strobulus/glandula	15–30 % Harz mit den Hopfenbittersäuren Humulon und Lupulon, 0,3–1 % ätherische Öle, Flavonoide, Proanthozyanidine	Mildes Sedativum, schlaffördernd, beruhigend, krampflösend. Lindert alle Formen von Nervosität: Einschlafstörungen, Unruhe, Reizbarkeit mit Erschöpfung, nervös bedingte Herzbeschwerden.	Schlaflosigkeit, vor allem Einschlafstörungen, Befindlichkeitsstörungen wie Unruhe, Angstzustände, nervöse Reizbarkeit, Erschöpfung, Rastlosigkeit, Nervosität. Wechseljahrsbeschwerden.
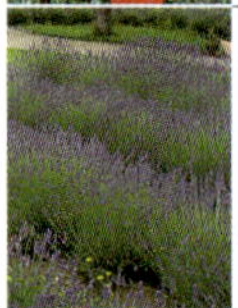	**Lavendel** *Lavandula angustifolia* Lavandulae flos	1–3 % ätherisches Öl, Cumarine, 12 % Lamina-ceengerbstoffe, Flavonoide, Phytosterole, Phenolcarbonsäuren	beruhigend, karminativ, gallefördernd	Einschlafstörungen und Unruhezustände (vor allem wenn mit Verdauungsstörungen verbunden), Reizbarkeit, Nervosität, nervöses Herzklopfen, Stress, Übererregbarkeit. Funktionelle Oberbauchbeschwerden.
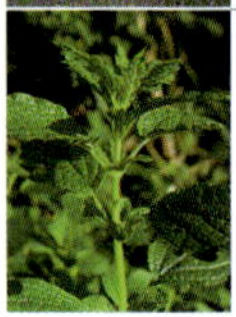	**Melisse** *Melissa officinalis* Melissae folium	0,02–0,2 % ätherisches Öl, Flavonoide, Gerbstoffe, Phenylcarbonsäuren, Bitterstoffe	beruhigend, stresslösend, krampflösend, entblähend	Einschlafstörungen, vor allem wenn mit Ängsten und Herzklopfen verbunden. Nervöse Herz-, Verdauungsbeschwerden, Erschöpfung, Schlafstörung bei Kindern mit Bauchweh.

Praxistipps

Kräuterkissen

„Schlafpflanzen“ mit ätherischen Ölen eignen sich gut für Kräuterkissen. Die ätherischen Öle werden inhalativ über die Nase aufgenommen, die „alten Volksheilmittel“ wirken pharmakologisch gesehen als „Duftstofftherapie“, wohltuend, wirksam und nebenwirkungsfrei. 50–150 g beruhigende Pflanzen mit ätherischen Ölen (Dost, Hopfenzapfen, Kamillen- und Rosenblüten, Lavendel- und Orangenblüten, Melissenblätter, Dillsamen, Waldmeister- oder Honigkleekraut) in einen kleinen Kissenbezug einnähen und neben das Kopfkissen legen.

Hopfenmilch

2 TL Hopfenzapfen mit 200 ml Milch gut erwärmen, bedeckt 7 Min. ziehen lassen, abgießen und mit 1 TL Honig süßen.

38.1 ZNS-Erkrankungen: Therapie depressive Verstimmungen und Ängste

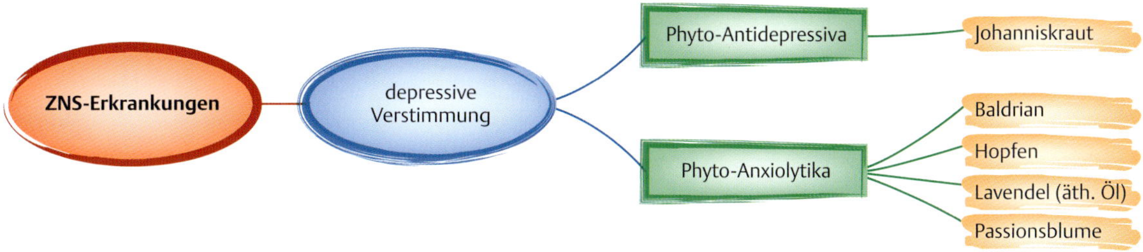

38.2 ZNS-Erkrankungen: Therapie depressive Verstimmungen und Ängste

Bild	Pflanze	Inhaltsstoffe	Wirkungen	Anwendung
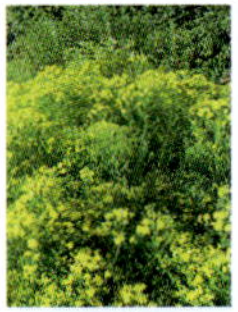	**Johanniskraut** *Hypericum perforatum* Hyperici herba	Hyperforin, Hypericine, Flavonoide, 6–15 % Gerbstoffe, ätherisches Öl, Procyanidine, Pektin, Cholin, Xantone	Stimmungsaufhellend, anxiolytisch (angstlösend), mild sedierend und mild leistungs- und herzkraftfördernd. Hypericine bewirken eine erhöhte Lichtutilisation: „Lichttherapie von innen". Mild beruhigend und herzstärkend wie Weißdorn (Procyanidine). Lindert auch körperliche Begleitsymptome von Depressionen (chron. Rückenschmerzen, Kopfschmerzen, Müdigkeit, Magen-, Herzbeschwerden). Vermehrt Neurotransmittermenge durch Wiederaufnahme-Hemmung von Serotonin, Noradrenalin, Dopamin, GABA.	Leichte bis mittelschwere depressive Verstimmungszustände, Angstzustände, Winterdepression, nervöse Unruhe, Erschöpfung, Burn-out-Syndrom, Wetterfühligkeit, Wechseljahrsbeschwerden.
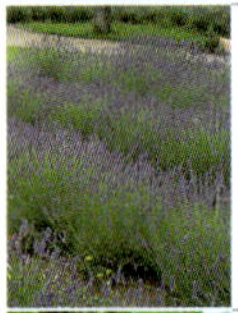	**Lavendel** *Lavandula angustifolia* Lavandulae aetheroleum	1–3 % ätherisches Öl	**Ätherisches Lavendelöl** wirkt beruhigend, mild angstlösend, verbessert Schlafqualität, reduziert depressive Stimmung. Das ätherische Öl schenkt ein beruhigendes Wohlgefühl: zum Beispiel 1 Tropfen auf ein Taschentuch träufeln, neben das Kopfkissen legen, einatmen.	Unruhezustände bei ängstlicher Verstimmung, bei Spannung, Unruhe oder Schlafstörungen mit Ängsten.
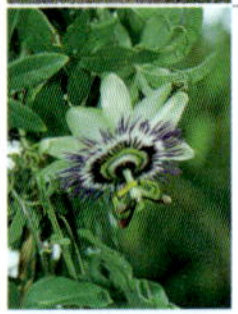	**Passionsblume** *Passiflora incarnata* Passiflorae herba	Flavonoide, Cumarinderivate, Spuren ätherischer Öle	Mild beruhigend, schlaffördernd, krampflösend und angstlösend. Allein eingesetzt eher „mildes Mittel", doch in Verbindung mit anderen Arzneidrogen „Teamplayer", verstärkt, ergänzt und unterstützt (synergistisch) ihre Eigenschaften. Wird meist als Kombinationspräparat eingesetzt, mit Baldrian, Hopfen, Melisse, Johanniskraut oder Weißdorn. Passionsblume gilt als „Verstärker" für Johanniskraut und erhöht dessen Wirkung.	Nervöse Unruhe, auch in Verbindung mit Angstzuständen, Einschlafstörungen, Depressionen, Konzentrationsschwierigkeit, Klimakteriums- und wetterbedingten Beschwerden. Tagessedativum (auch Kinder, Pubertät).

! Merke: In der Praxis hat sich die Kombination von Phyto-Antidepressiva mit Phyto-Anxiolytika bewährt, da sie sich in ihrer Wirkung im Sinne eines Synergie-Effektes ergänzen.

Praxistipp

Sonnentee

Teemischung mit 40 g Johanniskraut, 10 g Lavendel, 20 g Melisse, 10 g Rose, 20 g Verbene
1 TL der Mischung mit 1 Tasse heißem Wasser überbrühen, bedeckt 10 Min. ziehen lassen, abgießen. 3 × tgl. 1 Tasse trinken.

ZNS-Erkrankungen: Therapie Erschöpfung

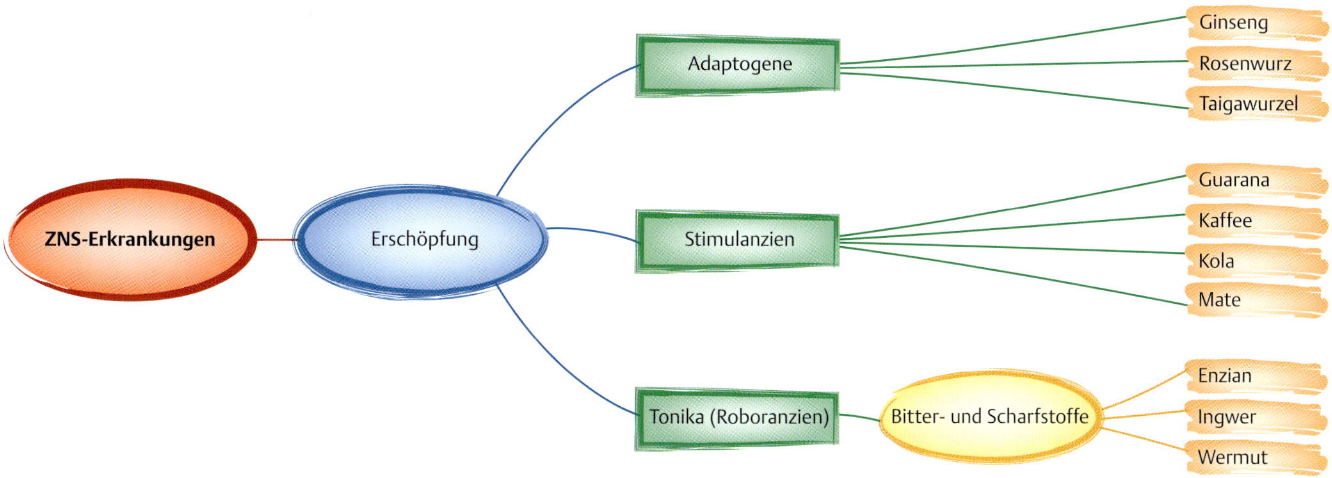

39.2 ZNS-Erkrankungen: Therapie Erschöpfung

Bild	Pflanze	Inhaltsstoffe	Wirkungen	Anwendung
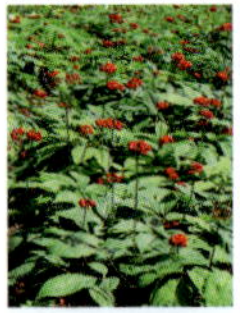	**Ginseng** *Panax ginseng* Ginseng radix	Saponine, Peptide, Proteine, Polysaccharide, ätherisches Öl, Phytosterole	„Adaptogen“: erhöht Belastbarkeit gegenüber Stress und Abwehrkraft des Organismus, mindert Anfälligkeit für Krankheiten, unterstützt die Genesung. Psychotonikum. Steigert Reaktions- und Leistungsfähigkeit, verbessert den Allgemeinzustand und altersbedingte Depressionszustände.	Konzentrationsschwäche, Überforderung und Erschöpfung, Prophylaxe und Therapie des „Burn-out-Syndroms“. Tonikum bei Müdigkeit, Überanstrengung, Schwächezuständen. Bei leichteren Depressionszuständen, als Phytogeriatrikum. Hat seine Stärke in der Vorbeugung.
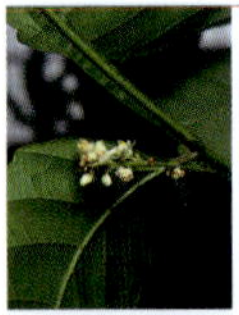	**Guarana** *Paullinia cupana* Paulliniae semen	Theobromin, 3,5–5,8 % Koffein, Guaranin und Theophyllin, Gerbstoffe, ätherische Öle, Saponine, Guaranatin (mit Kolatin der Kolanüsse verwandt), Harze	Wirkt aufgrund des hohen Koffeingehalts ähnlich wie Kolasamen als „Muntermacher“. Verbessert spürbar Schwächezustände. Stimulierend, schmerzlindernd. Gut für Migräneanfällige, die keinen Kaffee vertragen!	Erschöpfung, Müdigkeit, nachlassende Konzentration, Prüfungs- und Stresssituationen, als Fit- und Muntermacher und Energiespender für Kraft, Ausdauer und Leistungsfähigkeit. Gut für Menschen mit erhöhtem Stress, die ihre Leistung auf „natürliche“ Weise steigern möchten.
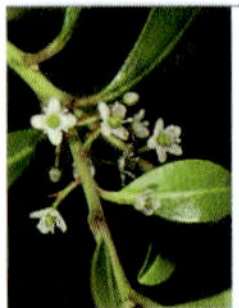	**Mate** *Ylex paraguariensis* Mate folium	bis 1,7 % Koffein, bis 0,45 % Theobromin, 4–16 % Gerbstoffe, ätherische Öle, Harze	Stimulierend, erfrischt Körper und Geist, analeptisch, kräftigt den Herzmuskel. Koffein wirkt leicht schmerzstillend und harntreibend.	„Genusstee“ bei körperlicher und geistiger Erschöpfung.
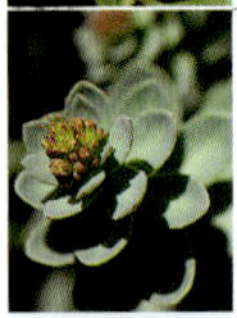	**Rosenwurz** *Rhodiola rosea* Rhodiolae rosae radix	Zimtalkoholderivate Rosavin, Rosarin und Rosin, Phenylethanoid Salidrosid, Flavonoide, organische Pflanzensäuren	Verstärkt Ausschüttung von Neurobotenstoffen, verbessert Gehirnaktivität und Konzentrationsfähigkeit. Steigert geistige und körperliche Leistungsfähigkeit, adaptogen, verbessert Energiestoffwechsel und Langzeitgedächtnis. Antidepressiv, antioxidativ.	Zur Steigerung der geistigen und körperlichen Leistungsfähigkeit. Bei stressbedingter Müdigkeit und Erschöpfung. Prophylaxe von Burn-out.
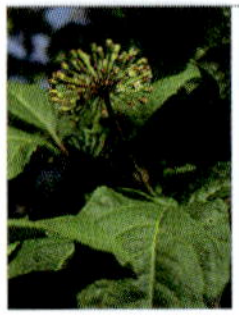	**Taigawurzel** *Eleutherococcus senticosus* Eleutherococci radix	Phenylpropanderivate, Lignane, Cumarine, β-Sitosterolglucosid, Saponine, Sterole, Polysaccharide	Adaptogen und stressreduzierend, steigert mentale und physische Leistungsfähigkeit. Steigert die Anzahl der T-Lymphozyten und wirkt dadurch immunstimulierend.	steigert die unspezifische Immunabwehr, bei Müdigkeit, Schwäche, nachlassender Leistungs- und Konzentrationsfähigkeit, Rekonvaleszenz

ZNS-Erkrankungen: Therapie Kopfschmerz und Migräne

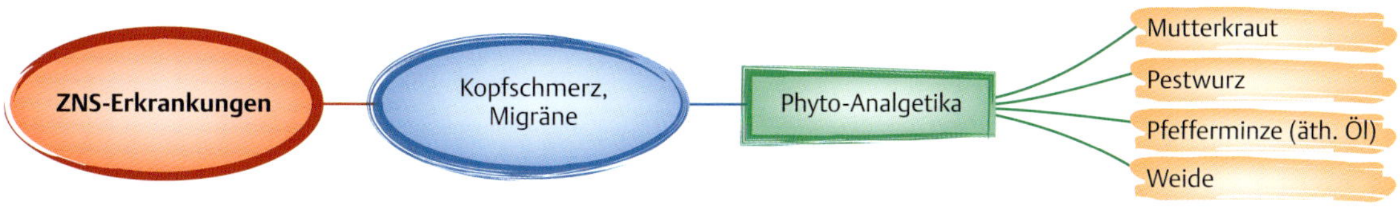

Merke: Salicin kommt in Pflanzen (Weide, Mädesüß) als „Prodrug“ vor und wird in der Leber innerhalb von 2–3 Std. zur wirksamen Salicylsäure metabolisiert; dann aber wirkt es lang anhaltend (ca. 12 Std.). Deshalb eher bei subakuten/chronischen Kopfschmerzen einsetzen.

40.2 ZNS-Erkrankungen: Therapie Kopfschmerz und Migräne

Bild	Pflanze	Inhaltsstoffe	Wirkungen	Anwendung
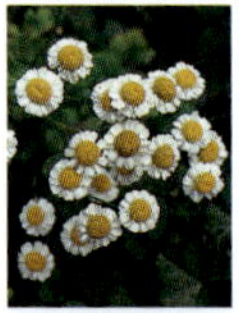	**Mutterkraut** *Tanacetum parthenium* Chrysanthemi parthenii herba	0,5–0,9 % ätherisches Öle, Sesquiterpenlactone (0,5–2,0 %: mit Hauptbestandteil Parthenolid), Flavonoide, Bitterstoffe	Entzündungshemmend, schmerzlindernd. Vermindert Freisetzung von Serotonin und Histamin, das mindert Häufigkeit und Schwere der Migräneanfälle sowie der Begleiterscheinungen wie Schwindel, Übelkeit oder Erbrechen.	besonders zur vorbeugenden Einnahme bei Migräne (vor allem hormonell bedingte), Kopfschmerzen
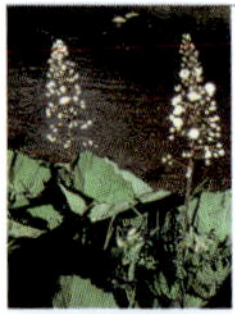	**Pestwurz** *Petasites hybridus* Petasitidis rhizom	Sesquiterpene, Schleimstoffe, Pyrrolizidinalkaloide (in Züchtungen nicht/kaum mehr vorhanden)	Intensiv krampflösend, schmerzlindernd, entzündungshemmend. Vermindert Migräneattacken signifikant, ohne Nebenwirkungen.	Effizientes Migräneprophylaktikum für Erwachsene und Kinder. Prophylaktische Behandlung (3–4 Monate), kurmäßig durchführen. Lindert auch schmerzhafte Muskelverspannungen im Schulter-Nacken-Bereich.
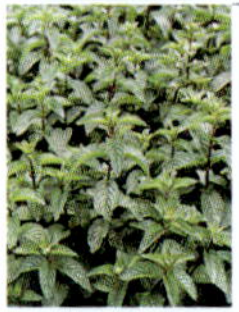	**Pfefferminze** *Mentha piperita* Menthae piperitae aetheroleum	ätherisches Pfefferminzöl (Hauptbestandteil Menthol)	Kühlend, örtlich betäubend, schmerzlindernd, krampflösend. Kälterezeptoren der Haut werden erregt, Schmerzleitung blockiert: Rückgang der Schmerzwahrnehmung. Dadurch Entkrampfung der am Schädel ansetzenden Muskulatur (Begleiterscheinung beim Spannungskopfschmerz).	(migräneartiger) Kopfschmerz bei Erwachsenen und Schulkindern, Migräne, Neuralgien, Pruritus, stumpfe Verletzungen. Studie: Vergleich zwischen 10 %igem Minzöl und Paracetamol (5 Tr. äth. Minzöl = 1000 mg Paracetamol): beide gleich gut wirksam, aber Pfefferminzöl ohne Nebenwirkung.
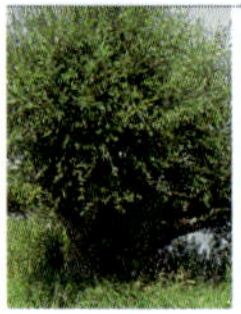	**Weide** *Salix alba* Salicis cortex	Salicylderivate, Gerbstoffe, Kaffeesäurederivate, Flavonoide	schmerzlindernd, entzündungshemmend	Chronische Kopfschmerzen. Rheumatische Beschwerden, Arthrose. Nebenwirkungsfrei/-arm, für Langzeittherapie geeignet.

Praxistipp

Kopfwehtee

Je 20 g Mädesüßblüten, Pfefferminz- und Melissenblätter, Waldmeisterkraut, 10 g Orangenblüten. 1 TL pro Tasse heißes Wasser, nach 10 Min. abgießen. Bei Bedarf trinken.

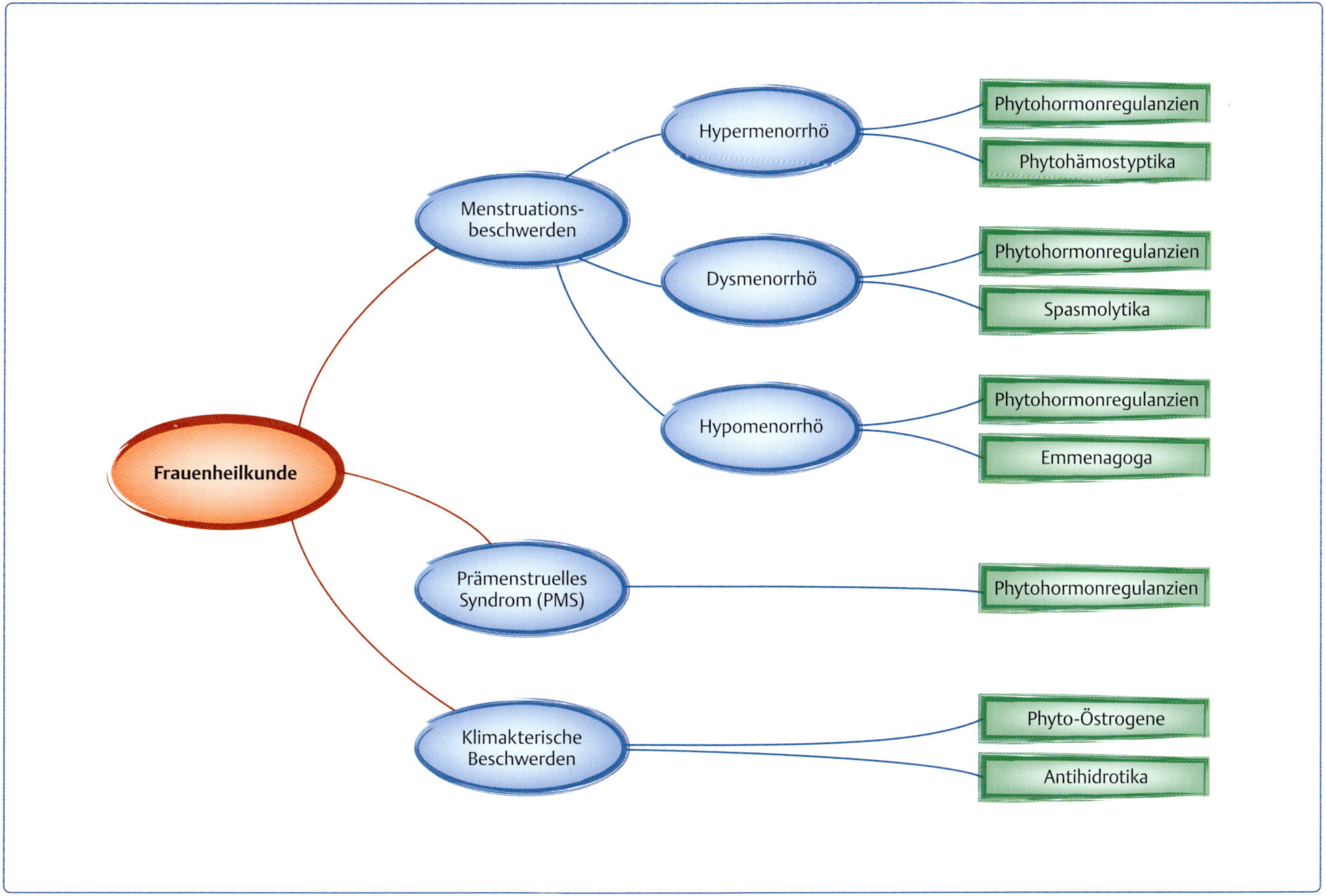
Frauenheilkunde
Menstruations-
beschwerden
Hypermenorrhö
Phytohormonregulanzien
Phytohämostyptika
Dysmenorrhö
Phytohormonregulanzien
Spasmolytika
Hypomenorrhö
Phytohormonregulanzien
Emmenagoga
Prämenstruelles
Syndrom (PMS)
Phytohormonregulanzien
Klimakterische
Beschwerden
Phyto-Östrogene
Antihidrotika

Therapiegrundsätze bei Menstruationsbeschwerden

Phytohormonregulanzien wirken hormonausgleichend bei allen Menstruationsbeschwerden.
Zusätzlich bei:

- Hypermenorrhö: blutstillende Phytohämostyptika
- Dysmenorrhö: krampflindernde Spasmolytika
- Hypomenorrhö: menstruationsfördernde Emmenagoga

Therapiegrundsätze bei Prämenstruellem Syndrom (PMS)

- den Hormonhaushalt ausgleichende **Phytohormonregulanzien**

Therapiegrundsätze bei klimakterischen Beschwerden

- hormonregulierende **Phyto-Östrogene**
- schweißhemmende **Antihidrotika**

Frauenheilkunde: Therapie Menstruationsbeschwerden

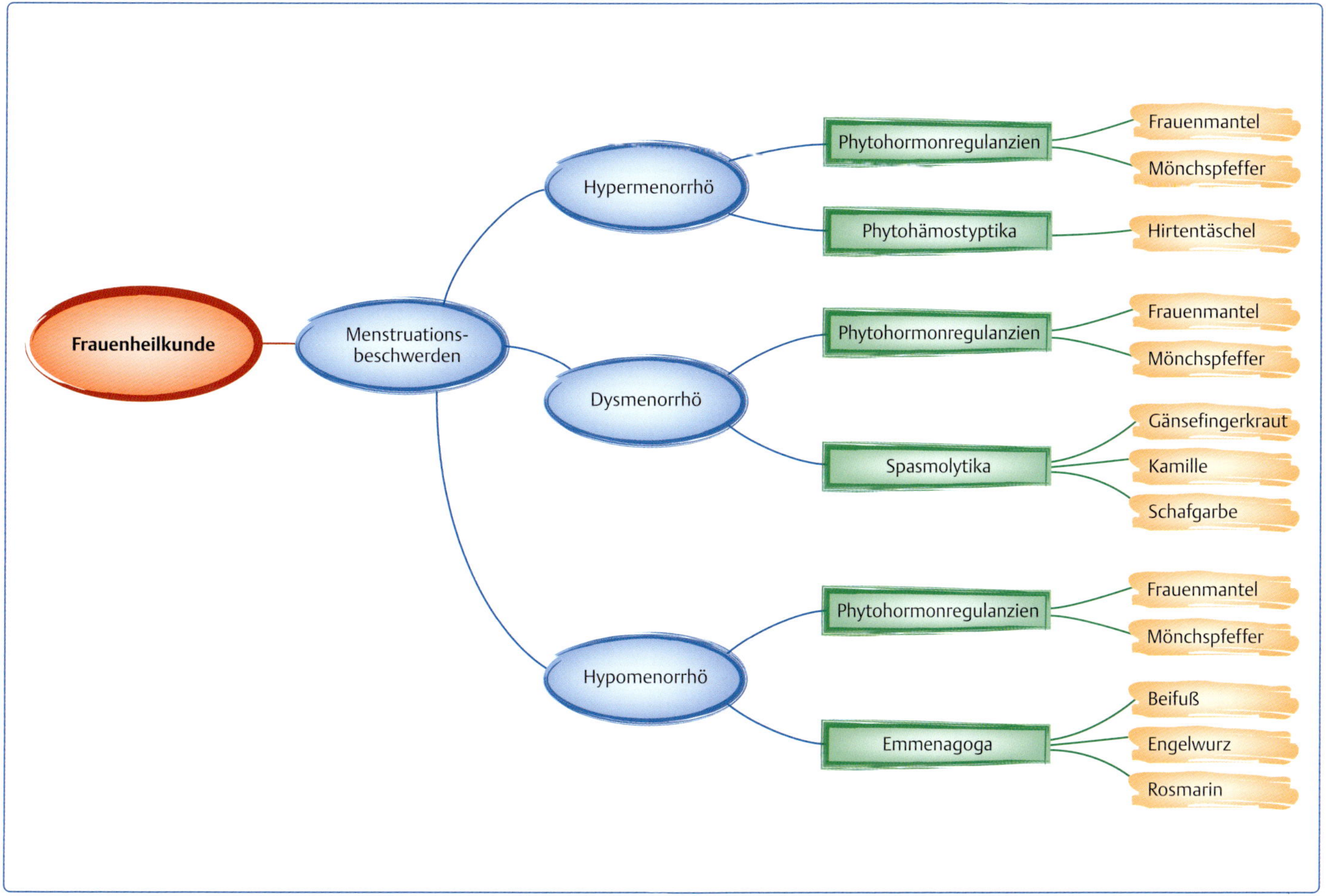

42.2 Frauenheilkunde: Therapie Menstruationsbeschwerden

Bild	Pflanze	Inhaltsstoffe	Wirkungen	Anwendung
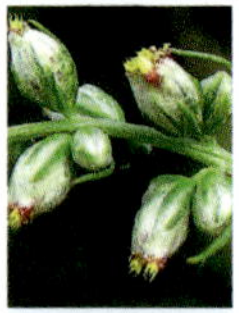	**Beifuß** *Artemisia vulgaris* Artemisiae herba	ätherische Öle (1,8-Cineol, Campher, Linalool, Thujon). Sesquiterpenlactone, Flavonoide, Cumarine	In der Frauen-Naturheilkunde zur Anregung des Zyklus (in Schulmedizin nicht anerkannt). Früher großes Frauenheilmittel zur Menstruationsregulierung, Förderung der Fruchtbarkeit, als Aphrodisiakum, Anregung von Geburtswehen, Abortivum.	Emmenagogum. Beifußtee 2–3 Tassen/Tag 3–4 Monate lang trinken. Beifuß-Fuß- oder Sitzbad (auch bei vaginalem Ausfluss, chronischen Eierstockentzündungen, Infektionen im Becken-Blasen-Bereich).
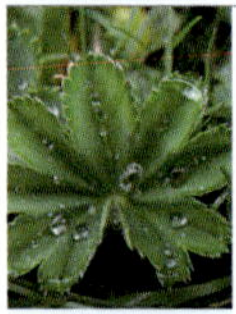	**Frauenmantel** *Alchemilla xanthochlora* Alchemillae herba	6–8 % Gerbstoffe, Bitterstoffe, Flavonoide, wenig ätherisches Öl	Entzündungshemmend, leicht krampflindernd, gestagenartig, zusammenziehend, antioxidativ. Mit großem Erfolg in der Frauen-Naturheilkunde (von Schulmedizin nicht anerkannt): Menstruationsstörungen, Gelbkörperschwäche, starke Blutungen, PMS, Wechseljahrsbeschwerden, Geburtsheilkunde.	Menstruationsstörungen, vor und nach der Geburt, Förderung der Milchbildung, Wechseljahrsbeschwerden. Äußerlich: zur Wundbehandlung bei Brustentzündung, Akne, Scheidenspülungen.
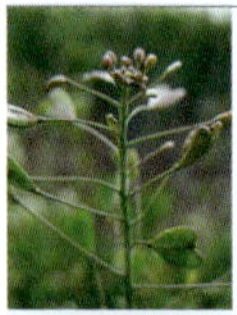	**Hirtentäschel** *Capsella bursa-pastoris* Bursae pastoris herba	Flavonoide, Phenylcarbonsäuren, biogene Amine (Acetylcholin, Tyramin)	Steigert die Uteruskontraktion, lokal hämostyptisch (blutstillend). Tonisiert durch ein dem Oxytocin ähnliches Peptid, verengt und verdichtet die Venen und wirkt so blutstillend.	In Erfahrungs- bzw. Frauen-Naturheilkunde: verlängerte, schmerzhafte, vor allem verstärkte Regelblutung. Wehenschwäche, Wochenflussstau, mangelnde Rückbildung der Gebärmutter. Äußerlich: oberflächliche Blutungen, blutende Hämorrhoiden.
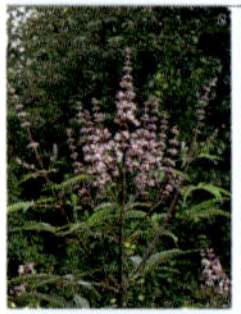	**Mönchspfeffer** *Vitex agnus castus* Agni casti fructus	ätherische Öle, Iridoidglykoside Agnusid und Aucubin, Flavonoide, Bitterstoffe, fettes Öl	Zyklusregulierend/-normalisierend, mildert Beschwerdebild bei PMS und Wechseljahren. Senkt erhöhten Prolaktinspiegel (Ursache für Gelbkörperschwäche und Dysbalance zwischen Östradiol und Progesteron). Wirksam bei Unfruchtbarkeit infolge Gelbkörperinsuffizienz/erhöhtem Gelbkörperspiegel.	Hauptindikation: Prämenstruelles Syndrom. Regeltempoanomalien (Hormonregulation bei unregelmäßigem Zyklus) infolge primärer und sekundärer Gelbkörperinsuffizienz, Mastodynie, Menstruations- und klimakterische Beschwerden. Unerfüllter Kinderwunsch.
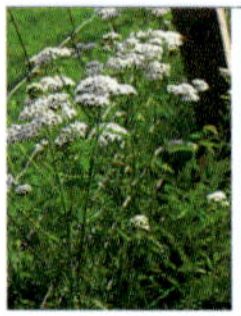	**Schafgarbe** *Achillea millefolium* Millefolii herba/flos	ätherische Öle (Proazulen, 1,8 Cineol), Bitterstoffe, Caffeoylchinasäure, Gerbstoffe, Flavonoide	krampflösend, (menstruations-)blutungsregulierend, entzündungshemmend, keimwidrig, wundheilungsfördernd	Menstruationsbeschwerden. Sitzbäder bei Pelvipathia vegetativa (schmerzhafte Krampfzustände psychovegetativen Ursprungs im kleinen Becken der Frau).

43.1 Frauenheilkunde: Therapie Prämenstruelles Syndrom (PMS), klimakterische Beschwerden

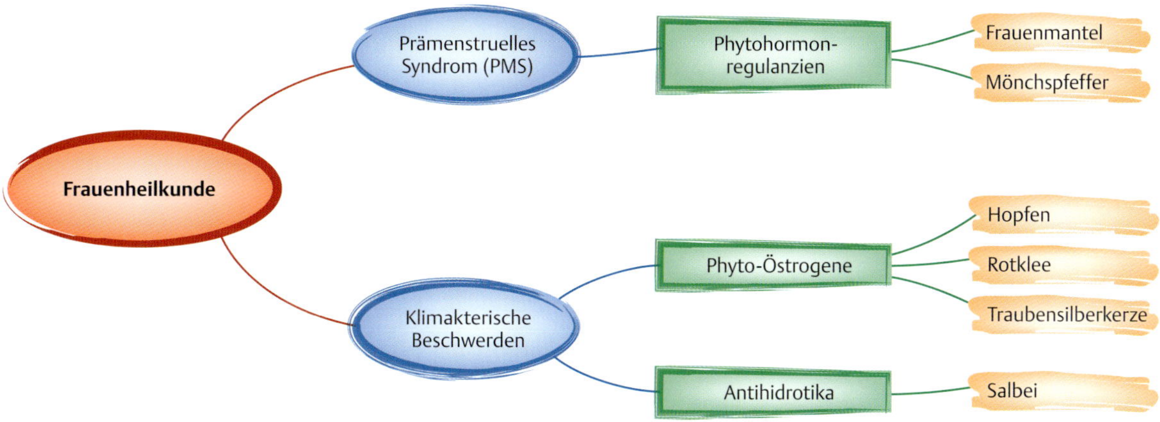

43.2 Frauenheilkunde: Therapie Prämenstruelles Syndrom (PMS), klimakterische Beschwerden

Bild	Pflanze	Inhaltsstoffe	Wirkungen	Anwendung
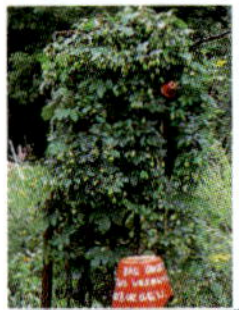	**Hopfen** *Humulus lupulus* Lupuli strobulus/glandula	15–30 % Harz mit Hopfenbittersäuren Humulon und Lupulon, 0,3–1 % ätherische Öle, Flavonoide, Proanthozyanidine	Mildes Sedativum, lindert Wechseljahrsbeschwerden. Durch östrogenartige Wirkung im Klimakterium mit nächtlichen Schweißausbrüchen, Unruhe, Reizbarkeit, Erschöpfung oder nervös bedingten Herzbeschwerden bewährt. Schlaffördernd, beruhigend.	Naturheilkunde: Wechseljahrsbeschwerden. Schlafstörungen, Unruhe, Angstzustände, nervöse Reizbarkeit mit Erschöpfung, nervöse Magen- oder Herzbeschwerden. Reizblase.
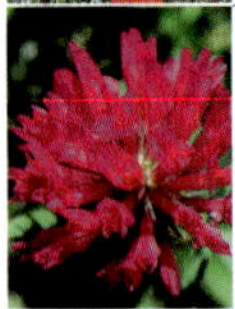	**Rotklee** *Trifolium pratense* Trifolii pratensis flos	Phytoöstrogene (Isoflavone), Flavonoide, ätherische Öle, Cumarine	Mildert Wechseljahrsbeschwerden durch östrogenartige Wirkung (Phyto-Östrogen). Rotkleeblüten-Tee kann problemlos eingesetzt werden. Als standardisiertes Nahrungsergänzungsmittel umstritten: keinesfalls bei östrogenabhängigem Tumor!	Wechseljahrsbeschwerden
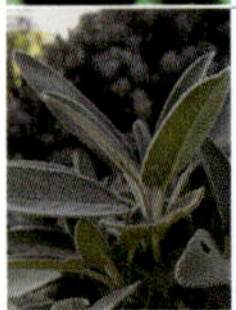	**Salbei** *Salvia officinalis* Salviae folium	Ätherische Öle, Lamiaceengerbstoffe, Bitterstoffe, Triterpene, Steroide, Flavonoide	Hemmt vermehrte Schweißdrüsensekretion; äußerlich desodorierend. Antibakteriell, fungistatisch, virustatisch, adstringierend, antiphlogistisch.	Übermäßiges Schwitzen: lauwarmen Tee trinken. Äußerlich: lauwarm-kalte Waschungen.
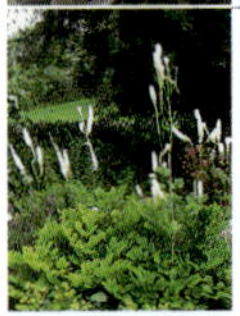	**Traubensilberkerze** *Actea racemosa* Cimicifugae rhizoma	Triterpenglykoside (Actein, Cimicifugosid), östrogenähnliches Cimicifugin, Salicylsäure, Phytosterine	Östrogenartig („Phyto-SERM"), osteoproduktiv. Hormonausgleichend und beruhigend, bessert Schlafstörungen und Stimmungslabilität, hemmt Hitzewallungen und Herzrasen. Entkrampft bei Menstruationsstörungen.	Klimakterisch bedingte neurovegetative Beschwerden. Prämenopause, PMS; Menstruationsstörungen. Pruritus vulvae (hormonell-stimulierend; innerlich einnehmen).

Praxistipps

Wohlfühlanwendung: 10 ml Wildrosenölmischung (Weleda/Apotheke) auf 20 × 20 cm großes Tuch geben und leicht erwärmt auf Brust oder Bauch legen. Mit Schal oder Handtuch bedeckt 20 Min. (oder die ganze Nacht über) ruhen. Der herrliche Rosenduft entspannt ungemein!

Wechseljahrsteemischung: Je 20 g Hopfen, Salbei, Melisse, Rotklee und Weißdorn. 1 TL der Mischung mit heißem Wasser überbrühen, 15 Min. ziehen lassen; 3 × tgl. 1 Tasse lauwarm trinken.

44.1 Mittelverzeichnis

Phytotherapie gekonnt und sicher anwenden

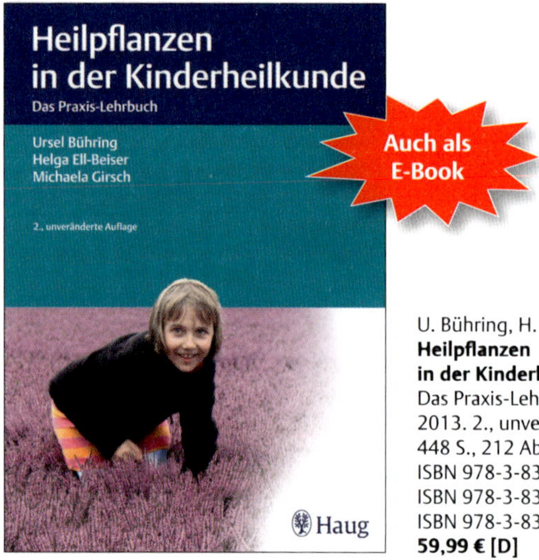

U. Bühring, H. Ell-Beiser, M. Girsch
Heilpflanzen in der Kinderheilkunde
Das Praxis-Lehrbuch
2013. 2., unveränderte Auflage
448 S., 212 Abb., geb.
ISBN 978-3-8304-7711-2 (Print)
ISBN 978-3-8304-7712-9 (PDF)
ISBN 978-3-8304-7717-4 (ePub)
59,99 € [D]

Die Essenz aus moderner Phytotherapie und langjähriger Praxiserfahrung in einem Lehrbuch – mit Kinderdosierungen, speziellen Anwendungen und konkreten Therapiekonzepten für bewährte Indikationen.

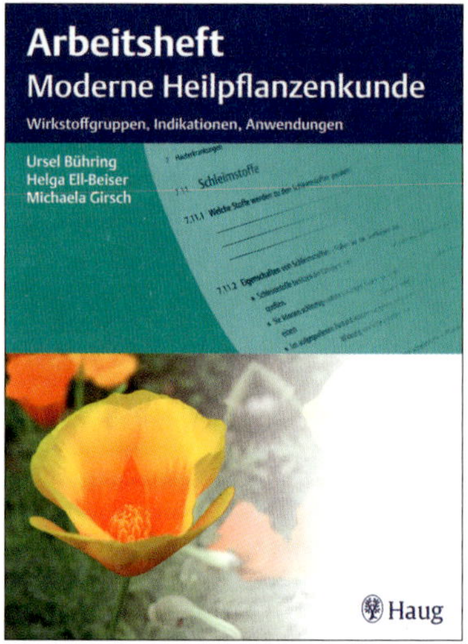

U. Bühring, H. Ell-Beiser, M. Girsch
Arbeitsheft moderne Heilpflanzenkunde
Wirkstoffgruppen, Indikationen, Anwendungen
2010, 148 S., 27 Abb., kart.
ISBN 978-3-8304-7371-8 (Print)
ISBN 978-3-8304-7377-0 (PDF)
29,95 € [D]

Für Einsteiger und Fortgeschrittene: Mit dem Arbeitsheft zum „Praxis-Lehrbuch der modernen Heilpflanzenkunde" prüfen und vertiefen Sie Ihr Fachwissen auf unterhaltsame Weise – mit Fragen zur Theorie, Kreuzworträtsel und besonders knifflige Aufgaben.

Tel. (0711) 8931-900 | kundenservice@thieme.de
Fax (0711) 8931-901 | www.haug-verlag.de

MVS Medizinverlage Stuttgart GmbH & Co. KG
Oswald-Hesse-Straße 50, 70469 Stuttgart

Haug